GUÍA DEFINITIVA CONTRA LA
CANDIDIASIS

Sobre Elena Perea

Acabé una carrera en Ciencias Exactas, pero mi interés fundamental siempre se centró en la nutrición y la salud. Probé distintas dietas para ayudarme con un desorden alimentario, lo que me llevó a estudiar Nutritional Medicine en Inglaterra y a empezar una carrera como nutricionista integrativa. Gracias a una mayor comprensión de la fisiología humana, la bioquímica y la nutrición, entendí que los desórdenes alimentarios tenían detrás un desorden bioquímico que complica el trabajo psicológico. Al equilibrar mi bioquímica con la dieta correcta para mí y con la ayuda de nutrientes, pude mejorar mi salud global, encontrar mi equilibrio nutricional personal y ayudar a otras personas a encontrar el suyo.

La nutrición es una ciencia en constante desarrollo, por lo que nunca puedes dejar de formarte. Por eso, continué mis estudios en el Institute for Functional Medicine (IFM) en Londres, completando cursos en *Gastrointestinal Health*, *Head to Toe*, y *Applying Functional Medicine*.

www.elenaperea.com
https://www.instagram.com/elenapereanutricionista/
https://www.facebook.com/nutricionysaludholistica/
https://www.youtube.com/@elenaperea2902

Elena Perea

~

Guía definitiva contra la
candidiasis

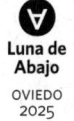

Luna de
Abajo
OVIEDO
2025

Colección Panacea, 3
Primera edición: enero de 2025

© DEL TEXTO: Elena Perea
www.elenaperea.com
https://www.instagram.com/elenapereanutricionista/
https://www.facebook.com/nutricionysaludholistica/
https://www.youtube.com/@elenaperea2902

© DE LAS ILUSTRACIONES: The Noun Project
© DE ESTA EDICIÓN: Luna de Abajo, 2024

EDITA: Luna de Abajo
www.lunadeabajo.com
DISEÑO: Pandiella y Ocio
DEPÓSITO LEGAL: AS 02629-2024
ISBN: 978-84-86375-80-5

Impreso en España

Advertencia

Este libro ofrece información y recomendaciones sobre el tratamiento de la candidiasis crónica. Es importante tener en cuenta que la información proporcionada aquí no sustituye el consejo médico profesional. Antes de realizar cualquier cambio significativo en su tratamiento o estilo de vida, consulte a un profesional de la salud calificado.

Las recomendaciones presentadas en este libro están destinadas únicamente a fines informativos y educativos. Cada individuo es único y puede responder de manera diferente a distintos tratamientos. No todos los enfoques descritos aquí serán apropiados o seguros para todas las personas.

Se recomienda encarecidamente que cualquier persona que esté considerando seguir las recomendaciones de este libro consulte a su médico o a otro profesional de la salud calificado antes de comenzar cualquier nuevo régimen de tratamiento, especialmente si está embarazada, amamantando, tomando medicamentos recetados o tiene alguna condición médica preexistente.

El autor y los editores de este libro no asumen ninguna responsabilidad por cualquier pérdida, daño o lesión causada por la aplicación de la información contenida en este libro. El lector asume la responsabilidad total de su propia salud y bienestar.

Al utilizar este libro y seguir sus recomendaciones, usted acepta y comprende los riesgos asociados con el tratamiento de la candidiasis crónica y libera al autor y a los editores de cualquier responsabilidad relacionada con su uso.

A mi amada hija Alejandra,
cuya luz guía mi camino.

—

A mis pacientes, quienes, con sus
testimonios y su confianza han sido
mis mayores maestros. Gracias por
permitirme acompañarlos en su
proceso de sanación y aprendizaje.
Este libro es, también, un tributo a su
valentía y a la esperanza compartida
de una vida plena y saludable.
Especialmente a Victoria Ocio, mi
paciente, amiga y ahora editora, por
ser el motor de este libro.

—

Índice

3. REPOBLAR Y REGENERAR.
FINALIZANDO EL TRATAMIENTO

4. PREGUNTAS FRECUENTES

5. PROGRAMA ANTICÁNDIDA

6. RECETAS ANTICÁNDIDA

Desayunos

Leche dorada

Tentempiés

Panes sin gluten y sin levadura

Comidas veganas sin huevo

Comidas con carne, pescado y huevo

Batidos

7. ANEXOS

Introducción

EN ESTE LIBRO, exploraremos en detalle la candidiasis y su impacto en nuestra salud, enfocándonos en **comprender su origen**.

Como nutricionista ortomolecular, mi objetivo es proporcionar información valiosa y estrategias prácticas para abordar esta condición de manera realmente holística, siempre intentando llegar al origen del problema para lograr un resultado efectivo a largo plazo.

La candidiasis crónica es una condición compleja y debilitante que afecta a un número significativo de personas y que en muchos casos pasa desapercibida por la dificultad de hacer un buen diagnóstico. A diferencia de una infección aguda por cándida que se puede tratar rápidamente, la candidiasis crónica implica una infección recurrente o persistente que puede tener un impacto profundo en la calidad de vida. **Es probablemente una de las causas subyacentes en muchas enfermedades crónicas**, así como una de las más ignoradas por la medicina convencional.

Se denomina candidiasis crónica a la presencia abundante de hongos en el intestino. No se le puede considerar una enfermedad en sí misma, sino más bien un estado de la microbiota intestinal que puede influir en la aparición de diversos síntomas y puede, en algunos casos, estar ligado a enfermedades como **fibromialgia** o **fatiga crónica**.

La presencia excesiva del hongo *Candida* en el intestino es bastante común hoy en día. Esto es debido al **uso y abuso de antibióticos** y algunos medicamentos como corticoides o la píldora anticonceptiva. Una **dieta alta en azúcares** y alimentos ultraprocesados puede afectar la salud de la microbiota, y si a todo esto le añadimos el **estrés** de la vida moderna, tenemos el cóctel perfecto para la aparición de una candidiasis. Las levaduras son habituales en el intestino, pero debido a alguno de estos factores, se convierten a su forma micelial, que es capaz de invadir las paredes intestinales.

Esta proliferación de hongos puede ser mayor o menor y no siempre causar síntomas fácilmente reconocibles. En muchos casos, pasa desapercibida. Donde más fácilmente se diagnostica es en la consulta del ginecólogo, puesto que el hongo en ocasiones puede proliferar en la mucosa vaginal. Las mujeres entonces tienen síntomas molestos como **picor, escozor, flujo espeso y abundante**, e incluso dolor en las relaciones. Se calcula que un 70 % de las mujeres suelen tener una infección vaginal al menos una vez en su vida y un 45 % la tienen dos veces o más. Al acudir al ginecólogo se les diagnostica presencia de hongos vaginales. Pero en otros casos, el hongo puede dar simplemente síntomas intestinales como **gases, hinchazón de vientre, lengua blanca y pastosa, necesidad de dulces y carbohidratos, estreñimiento o diarreas, e incluso síntomas como migrañas**, falta de concentración o sensación de entumecimiento y de tener la «cabeza hinchada».

No se puede solucionar un problema como la candidiasis buscando eliminar solamente los síntomas. Si realmente queremos un efecto positivo a largo plazo, **tenemos que encontrar el origen de la candidiasis y tratarla desde ahí.** En mis más de 20 años como nutricionista ortomolecular especializándome en candidiasis crónica, he podido ver cómo muchas personas llegan a la consulta con un problema ya crónico, y del que no acaban de salir a pesar de dietas estrictas y tratamientos eternos. Considero que un tratamiento para candidiasis crónica no debería durar más de un año y que va a ser efectivo a largo plazo si ponemos el foco en el origen del problema y tratamos todas las causas subyacentes que predisponen a esta condición. Desde desequilibrios en la microbiota intestinal hasta disfunciones del sistema inmunológico, problemas de pH intestinal y factores y desequilibrios nutricionales, examinaremos las diversas influencias que pueden desencadenar y mantener la candidiasis crónica.

A lo largo de estas páginas, aprenderás cómo la **nutrición** y la **suplementación ortomolecular** pueden desempeñar un papel fundamental en el tratamiento de la candidiasis crónica. Buscaremos corregir los niveles de nutrientes, equilibrarlos, mejorar el pH, fortalecer el sistema inmunológico, equilibrar la microbiota y, de este modo, ayudar a combatir la infección por cándida. Además, abordaremos otros aspectos importantes para el tratamiento de la candidiasis crónica, como **la reducción del estrés, la mejora de la calidad del sueño y la desintoxicación del cuerpo.** Entenderemos cómo estos factores pueden influir en la salud intestinal y en la capacidad del organismo para combatir eficazmente la infección por cándida.

Recorreremos este camino de sanación física y mental aprendiendo a manejar nuestros desequilibrios, nuestros **deseos de dulce y bebidas estimulantes**, y sobre todo desde el amor a nuestro cuerpo. El camino de vuelta a la salud tiene que ser un camino de disfrute y nunca de sufrimiento, por lo que considero esencial aprender **nuevas recetas que nos resulten sabrosas**, pues es difícil que un camino de restricción y sufrimiento nos lleve de vuelta a la salud. Si bien es cierto que una dieta anticándida puede ser restrictiva, eso no significa que deba ser aburrida o insípida. Encontrarás que es posible disfrutar de comidas sabrosas y satisfactorias mientras sigues el plan nutricional necesario para controlar la candidiasis.

Además de las recetas, también compartiré consejos prácticos para preparar comidas equilibradas y sabrosas dentro de los parámetros de la dieta anticándida. Aprenderás sobre técnicas culinarias útiles, cómo utilizar **especias y hierbas para realzar el sabor de tus platos**, y cómo adaptar recetas familiares para que se ajusten a tu estilo de vida anticándida.

Recuerda que la **dieta anticándida** es un componente crucial en el tratamiento de la candidiasis, pero también es importante abordar otros aspectos de tu estilo de vida. La dieta se complementa con el **manejo del estrés**, el **descanso adecuado** y el **apoyo emocional**.

Es esencial recordar que este libro no pretende reemplazar el consejo médico profesional. Si sospechas que padeces candidiasis crónica u otra afección de salud, te insto a que consultes a un profesional de la salud capacitado para recibir un diagnóstico adecuado y un plan de tratamiento personalizado.

Estoy emocionada de compartir contigo los conocimientos y las estrategias efectivas que he adquirido a lo largo de mi carrera. **Juntos exploraremos el origen de la candidiasis crónica y trabajaremos para lograr una salud óptima y duradera**.

¡Comencemos este viaje hacia la comprensión y el tratamiento de la candidiasis crónica desde su raíz!

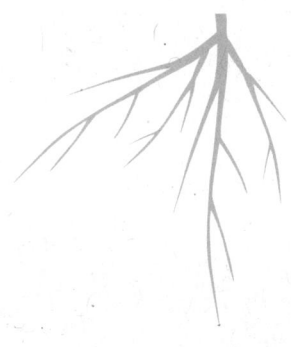

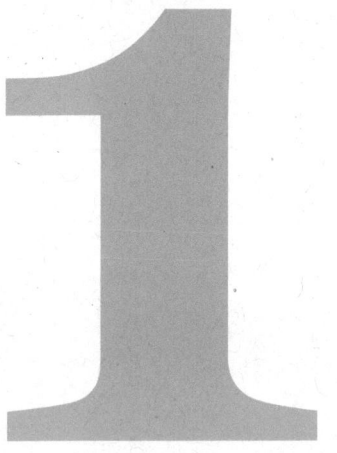

Entendiendo la

candidiasis crónica

1.1

Candidiasis crónica: qué es y cómo aparece

SE DENOMINA CANDIDIASIS CRÓNICA a la proliferación sistémica del hongo *Candida*, específicamente la especie *Candida albicans*.

La *Candida* es una levadura que habita en mayor o menor medida en nuestro intestino; mientras se mantiene en forma de células aisladas, no plantea problemas. El problema aparece cuando, por el uso de antibióticos, esteroides, píldora anticonceptiva, tratamientos hormonales o medicinas inmunosupresoras, esta levadura se multiplica de forma abundante y presenta cambios morfo genéticos, produciendo formas miceliares del microorganismo.

En su forma miceliar, la *Candida* invade las paredes intestinales e incluso puede pasar a otras partes del organismo. Esto hace que el muro intestinal se vuelva permeable y permita el paso de moléculas grandes, lo que puede dar lugar a reacciones alérgicas y afectar al sistema inmunitario. La *Candida* como levadura está presente en la ecología intestinal de la mayoría o quizá todas las personas. Pero lo importante es cómo es de prevalente o en qué forma está presente.

Forma miceliar o filamentosa: en esta forma, la *Candida* se transforma en estructuras multicelulares que se parecen a hifas, los filamentos largos y ramificados típicos de los hongos filamentosos. Esta transformación se denomina cambio dimórfico. Las **hifas** pueden formar una red llamada *micelio*. Este cambio a la forma miceliar puede ser inducido por varios factores, como cambios en la temperatura, pH, y presencia de ciertos nutrientes.

La forma miceliar de *Candida* es importante en el contexto clínico porque se asocia con una mayor virulencia y capacidad invasiva. Las hifas pueden penetrar más fácilmente en los tejidos del huésped y evadir el sistema inmunológico, lo que contribuye a la patogenicidad de las infecciones por *Candida*. Por ejemplo, en infecciones sistémicas o candidiasis invasiva, se observa con mayor frecuencia la forma miceliar.

La *Candida* no puede convertirse a su forma miceliar sin las condiciones necesarias en el intestino. Estas condiciones aparecen cuando:

- la **flora intestinal** no es la adecuada
- el **pH intestinal** es **alcalino**
- el **sistema inmunitario** está **debilitado**

La candidiasis suele causar una **sobrecarga tóxica en el hígado**. Puede aparecer por el uso intensivo de antibióticos, pero normalmente va apareciendo de forma progresiva. El antibiótico destruye la flora amiga capaz de defendernos frente a la *Candida*, pero en cambio no es en absoluto efectivo contra **la *Candida***, con lo cual esta **se ve fortalecida por el uso de antibióticos.**

Tipos de *Candida*

EL PRINCIPAL TIPO DE CÁNDIDA INTESTINAL y el más común es la **Candida albicans**, seguida de la *Candida glabrata, Candida krusei, Candida parapsilosis,* y *Candida tropicalis*. El hongo *Candida glabrata* es la segunda causa más común de candidiasis crónica después de la *Candida albicans*.

No es necesario saber qué tipo de *Candida* tienes para empezar el tratamiento, pues la *Candida,* independientemente del tipo que sea, va a responder igual a un tratamiento basado en una dieta anticándida, antifúngicos naturales y, sobre todo, la regulación del sistema hormonal, la disminución del estrés oxidativo y fortalecimiento del sistema inmunitario.

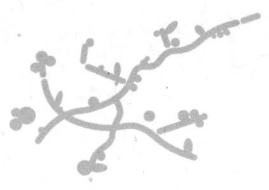

Toxicidad e inflamación sistémica

LA PRESENCIA DE *Candida* en el organismo puede desencadenar una **respuesta inflamatoria** generalizada. El sistema inmunológico responde a la infección por *Candida* liberando mediadores inflamatorios que pueden afectar las articulaciones y causar dolor e inflamación.

La *Candida albicans* produce toxinas llamadas **micotoxinas**, y esto, junto con la permeabilidad intestinal aumentada, puede afectar negativamente al sistema inmunológico y desencadenar una respuesta inflamatoria en todo el cuerpo, incluyendo las articulaciones.

❧

La permeabilidad intestinal aumentada permite que toxinas y partículas no digeridas pasen al torrente sanguíneo, lo que puede desencadenar una respuesta inflamatoria sistémica.

Las toxinas producidas por la candidiasis crónica y la permeabilidad intestinal pueden causar también **problemas de piel** como erupciones cutáneas, enrojecimiento, picazón, descamación de la piel y **uñas** quebradizas o con aspecto anormal.

Los **dolores musculares y articulares**, así como la sensibilidad y la inflamación en las articulaciones, pueden ser también síntomas característicos de la candidiasis crónica. La *Candida* produce humedad e inflamación en las articulaciones. Por tanto, un síntoma también característico es la agravación de síntomas de dolor e inflamación con la humedad y el frío.

Es importante tener en cuenta que estos síntomas pueden variar en intensidad y presentarse de forma diferente de una persona a otra.

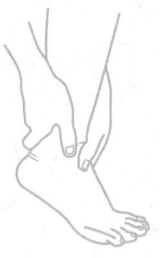

1.4

¿Por qué los médicos no reconocen el diagnóstico de candidiasis crónica?

La CANDIDIASIS CRÓNICA puede ser difícil de diagnosticar debido a su sintomatología vaga y no específica. Los síntomas pueden variar ampliamente y superponerse con otras afecciones, lo que dificulta su identificación y tratamiento. Además, la falta de consenso científico sobre su diagnóstico y tratamiento también puede influir en la actitud de algunos médicos hacia esta afección.

Los síntomas de la candidiasis crónica, como fatiga, problemas digestivos, dolores de cabeza y niebla mental, pueden ser comunes en muchas otras condiciones médicas. Esto dificulta el diagnóstico y puede llevar a una falta de reconocimiento de la candidiasis crónica como causa subyacente.

La candidiasis crónica puede ocurrir en personas con sistemas inmunológicos saludables y no necesariamente está limitada a aquellos con afecciones inmunocomprometidas. Es cierto que las personas con sistemas inmunológicos debilitados, como las que tienen el VIH/SIDA, son más propensas a desarrollar infecciones por *Candida* recurrentes o crónicas debido a su inmunidad comprometida. Sin embargo, los médicos también reconocen la candidiasis crónica en personas sin problemas inmunitarios.

1.5

Síntomas característicos de candidiasis

La candidiasis crónica causa una amplia gama de síntomas que pueden afectar tanto a nivel local como sistémico.

Estos son algunos de los **síntomas más comunes** asociados con la candidiasis crónica:

- Cistitis, vaginitis, prostatitis o aftas
- Endometriosis
- Pie de atleta
- Infecciones fúngicas de uñas
- Susceptibilidad a la exposición a químicos, humo de tabaco y perfumes
- Alergias
- Tensión premenstrual
- Distensión abdominal y gases
- Diarrea o estreñimiento
- Retención de líquidos
- Depresión, fatiga, mala memoria, falta de coordinación, ansiedad y sensación de irrealidad o de flotar
- Ardores de estómago e indigestión
- Deseos de alimentos dulces, bebidas alcohólicas y panes
- Dolores musculares y articulares

- Flujo espeso o picor vaginal
- Visión errática y puntos en la visión
- Falta de deseo sexual e impotencia
- Boca o garganta seca
- Sensibilidad en los oídos
- Congestión nasal
- Mal aliento
- Mucosidad en las heces
- Cambios de humor, irritabilidad y ensañamiento
- Dolores de cabeza

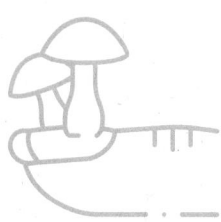

1.6

Diagnóstico
por síntomas

LOS SÍNTOMAS de la candidiasis crónica son muy amplios y variados. Si tienes candidiasis crónica, no significa que vayas a tener todos estos síntomas a la vez. Tampoco tener algunos de ellos es un diagnóstico definitivo de candidiasis crónica. **Lo que importa es el cuadro global de síntomas** y, sobre todo, en qué grado afectan tu calidad de vida.

En mi experiencia profesional, con más de 20 años tratando pacientes de candidiasis crónica, he podido observar que los **síntomas más característicos que nos pueden dar pistas**, además de la sintomatología ya mencionada en las páginas anteriores, son:

- Intolerancia a los lugares con moho o humedad.
- Reacción negativa al consumo de alimentos dulces.
- Alergias a levaduras.
- Intolerancia y reacción a olores fuertes como perfumes, químicos, tabaco o lejía.
- Intolerancia al ajo y la cebolla crudos.
- Lengua blanquecina, seca o con saliva espesa.
- Y sobre todo, un síntoma muy característico es la reacción exagerada al consumo de vino, con resaca excesiva, intolerancia o dolores de cabeza.

Por ejemplo, **la sensación de que el vino te embo-rracha muy rápidamente** o de que te produce una resaca especialmente acusada debido al exceso de acetaldehído. El acetaldehído es un compuesto quí-mico producido por diversas especies de *Candida*, incluida *Candida albicans*, durante su metabolismo. Es un intermedio en la fermentación alcohólica y en la degradación de carbohidratos.

La *Candida albicans* produce acetaldehído princi-palmente **a través de la fermentación de azúcares** en condiciones anaeróbicas (falta de oxígeno) o cuando el ciclo de Krebs (ciclo del ácido cítrico) está inhibido. Cuando se consume vino, el acetaldehído presente en la bebida se libera en el sistema digestivo y se absorbe en el torrente sanguíneo. En las personas con can-didiasis crónica, este compuesto puede agravar los síntomas y empeorar la condición.

1.7

Otros síntomas relacionados con exceso de acetaldehído

El ACETALDEHÍDO ES UN COMPUESTO QUÍMICO que se forma como subproducto del metabolismo del alcohol en el hígado, pero en la candidiasis crónica, el acetaldehído se produce como resultado de la actividad metabólica del hongo *Candida albicans*. Cuando el crecimiento excesivo de *Candida* ocurre en el cuerpo, se libera una gran cantidad de acetaldehído en el torrente sanguíneo. Este compuesto tiene la capacidad de causar una serie de **síntomas y malestares en el organismo, parecidos a la sensación de resaca** que tenemos después de beber alcohol. El acetaldehído puede afectar el sistema nervioso central y periférico, así como otros sistemas del cuerpo.

El acetaldehído puede afectar el metabolismo y la producción de energía en las células, lo que lleva a la fatiga crónica y una sensación constante de cansancio. **La fatiga crónica es uno de los síntomas más frecuentes en la candidiasis crónica.** Los pacientes experimentan una sensación de **cansancio constante**, debilidad y falta de energía, y sobre todo sensación de falta de irrealidad, embotamiento mental y falta de concentración.

El acetaldehído puede afectar los neurotransmisores en el cerebro, lo que puede causar **cambios de humor**, irritabilidad, ansiedad, depresión y dificultades cognitivas.

Incluso puede desencadenar **dolores de cabeza y migrañas** en algunas personas.

El acetaldehído puede afectar el sistema inmunológico y **aumentar la sensibilidad a diferentes sustancias**, como alimentos, fragancias, productos químicos y alérgenos.

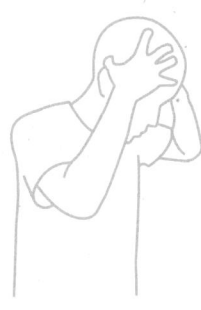

1.8

¿Qué problemas de salud acompañan a la candidiasis crónica?

La *Candida* invasora permeabiliza el muro intestinal, lo que favorece la aparición de **alergias alimentarias**. Los pacientes de candidiasis suelen ser sensibles a muchos alimentos, como el **gluten del trigo**, los **lácteos** y, en algunos casos, los cereales en general. También pueden tener problemas de **rinitis alérgica, irritabilidad de mucosas, sequedad de ojos** o problemas de **sequedad de piel**.

Otros problemas de salud que pueden aparecer a causa de una candidiasis crónica son **fibromialgia, hipotiroidismo, colon irritable, colitis, artritis, psoriasis y eccema, ataques de pánico, agorafobia, depresión y ansiedad, anemia recurrente o sensibilidad química**.

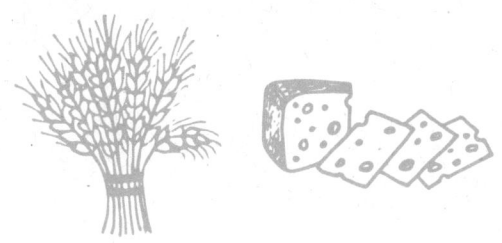

1.9

Disrupción de la microbiota y problemas digestivos

Los TRASTORNOS DIGESTIVOS son comunes en la candidiasis crónica. Esto resulta evidente si consideramos que la *Candida* es un hongo que surge en el intestino y habita principalmente en las zonas mucosas. **Es en el intestino donde comienza la proliferación de los hongos**, donde podemos empezar a notar los síntomas y desde donde parte el tratamiento nutricional para la candidiasis.

La *Candida* se alimenta de azúcares, lo que puede provocar fermentación y producción de gases en el intestino, causando hinchazón y malestar. Los síntomas digestivos pueden incluir **hinchazón abdominal, gases, estreñimiento, diarrea, acidez estomacal y sensibilidad a ciertos alimentos**.

El exceso de *Candida* en el tracto gastrointestinal puede alterar el equilibrio de la flora intestinal normal, compuesta por bacterias beneficiosas. Esto puede debilitar la barrera protectora del intestino y permitir el crecimiento excesivo de otros microorganismos invasores como bacterias o parásitos.

1.10

¿Dónde habita el hongo *Candida*?

Las zonas del cuerpo donde la *Candida* puede habitar incluyen:

- **Cavidad bucal:** la *Candida* puede encontrarse en la boca, especialmente en la lengua, las encías y la mucosa bucal. En algunas personas puede provocar una afección conocida como candidiasis oral o muguet, que se manifiesta como manchas blancas en la boca.

- **Tracto gastrointestinal:** la *Candida* puede estar presente en el tracto gastrointestinal, tanto en el estómago como en el intestino.

- **Tracto genital:** en las mujeres, la *Candida* puede habitar en la vagina, especialmente cuando hay un desequilibrio en la flora vaginal. En los hombres, puede haber *Candida* genital también.

- **Piel:** la *Candida* puede encontrarse en la piel, especialmente en zonas más húmedas, como las axilas, ingles y pliegues cutáneos.

¿Qué pasa si tienes mucha hinchazón y gases?

LA HINCHAZÓN Y LOS GASES son síntomas comunes del **Sobrecrecimiento Bacteriano en el Intestino Delgado** (SBID) o **SIBO** por sus siglas en inglés. El SIBO es una condición en la cual hay un aumento anormal de bacterias en el intestino delgado. Este desequilibrio bacteriano puede generar una serie de problemas digestivos.

∾

La hinchazón se produce cuando las bacterias en el intestino delgado fermentan los alimentos no digeridos, generando gases como subproducto de desecho. Este exceso de gas puede provocar distensión abdominal y malestar.

Los gases resultantes del SIBO pueden consistir en **hidrógeno y metano**, que son producidos durante la fermentación bacteriana de carbohidratos no absorbidos. La acumulación de estos gases puede causar dolor abdominal, sensación de plenitud, eructos y flatulencia. Además, la fermentación anormal de carbohidratos puede afectar la absorción de nutrientes, llevando a **deficiencias nutricionales**.

El diagnóstico del SIBO generalmente se realiza mediante **pruebas de aliento** que detectan la presencia de gases específicos, pero estas pruebas a veces pueden dar falsos negativos. Si tienes síntomas como gases, eructos, hinchazón, mala tolerancia a las grasas y, sobre todo, si has observado que te **sientan mal las legumbres, el ajo, la cebolla, la coliflor** y las crucíferas como **el repollo o las coles**, entonces es posible que además de candidiasis tengas también sobrecrecimiento bacteriano en el intestino delgado (SIBO).

Más adelante verás qué hacer si consideras que podrías tener SIBO junto con la candidiasis crónica *(ver p. 81)*.

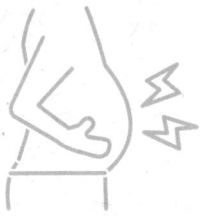

Intestino permeable

SE HA VISTO EN ESTUDIOS CLÍNICOS cómo el sobrecrecimiento del hongo *Candida* en el intestino puede dar lugar a lo que se denomina intestino permeable. La disrupción de la microbiota y el crecimiento excesivo e invasivo de la *Candida* provoca un aumento de la permeabilidad o «intestino permeable». Esto significa que **la barrera intestinal se vuelve más permeable y permite que toxinas y partículas no digeridas pasen al torrente sanguíneo**. Esto puede ir acompañado de un exceso de toxicidad que entra al torrente sanguíneo proveniente del intestino, y también de alergias alimentarias.

Al aumentar la permeabilidad intestinal, se incrementa la sensibilidad a ciertos alimentos, agravando las alergias alimentarias.

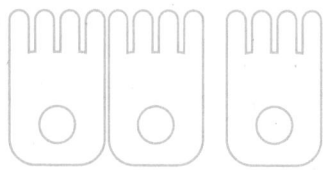

Cistitis recurrente y cistitis intersticial

Cuando una persona tiene infecciones de orina recurrentes, puede terminar tomando un exceso de antibióticos, lo que favorece la aparición de candidiasis intestinal. Sin embargo, muchas veces esas **infecciones recurrentes de orina también pueden estar originadas por la presencia del hongo *Candida*.**

La **cistitis intersticial** es una inflamación de las membranas de la vejiga, no causada normalmente por bacterias. Esta afección **se ha relacionado con la sensibilidad al gluten**, que provoca esa inflamación. Se ha observado que mejora con un tratamiento anticándida y una dieta sin gluten.

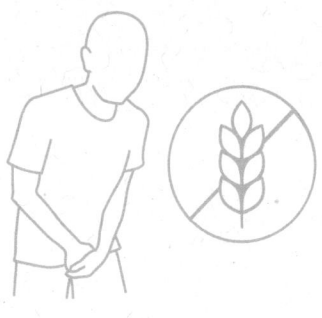

1.14

Infertilidad

Las infecciones por *Candida* podrían contribuir indirectamente a la infertilidad debido a varios factores:

- **Inflamación y daño tisular.** Las infecciones crónicas por *Candida* pueden provocar inflamación y daño tisular en los órganos reproductivos, como el útero y las trompas de Falopio. Esto podría afectar la función normal de estos órganos y obstaculizar la capacidad de concebir.

- **Desequilibrios hormonales.** Se ha teorizado que las infecciones crónicas podrían influir en los niveles hormonales, especialmente en mujeres. Las alteraciones hormonales pueden interferir con el ciclo menstrual y la ovulación, afectando la fertilidad.

- **Respuesta inmunológica.** Las infecciones crónicas también pueden afectar la respuesta inmunológica del cuerpo. Un sistema inmunológico comprometido podría tener dificultades para combatir las infecciones y regular adecuadamente las funciones del sistema reproductor.

- **Alteración de la mucosa vaginal.** La mucosa vaginal, cuando hay candidiasis crónica, se vuelve más ácida y menos saludable, lo cual dificulta la implantación del óvulo fecundado. Por este motivo, se ha visto que los lavados vaginales con bicarbonato ayudan a la implantación de los óvulos.

Vulvodinia

LA VULVODINIA se define como un malestar crónico vulvar, caracterizado por **quemazón, irritación y sequedad**. Muchos profesionales han relacionado la vulvodinia con un exceso de hongos o *Candida*. Sin embargo, la vulvodinia no se puede atribuir a una sola causa, ya que también se ha relacionado con exceso de oxalatos en la orina, que pueden causar dolor y malestar.

Un buen enfoque terapéutico para la vulvodinia es un tratamiento anticándida combinado con **una dieta baja en oxalatos**. Los oxalatos se encuentran sobre todo en espinacas, remolacha, acelgas, perejil, puerro, berzas, apio, judías verdes, patatas, pimiento verde, lechuga, nueces y cacahuetes.

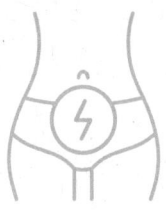

Candidiasis y trastornos de la alimentación

La candidiasis y la disbiosis intestinal son tanto una consecuencia como una posible causa de los trastornos de la alimentación. La **anorexia**, la **bulimia** o la **forma de comer compulsiva** son adicciones en las que no solo existe un **problema a nivel emocional** que hay que resolver, sino que también hay un **desequilibrio bioquímico** que complica el tratamiento psicológico. La dependencia bioquímica de cierto comportamiento alimenticio hace que el paciente se sienta cada vez más incapaz de superar la adicción.

Los desequilibrios orgánicos que juegan un papel tanto en la aparición y la continuidad del trastorno como en la dificultad del tratamiento psicológico de los trastornos de la conducta alimentaria **son la hipoglucemia reactiva, la candidiasis, las alergias alimenticias y las deficiencias de nutrientes**. Algunos pueden estar presentes anteriormente al desarrollo del problema y otros serán una consecuencia de la irregularidad en las comidas, el exceso de dulces y la mediocridad de la dieta.

Pero, **¿qué tiene que ver la candidiasis con los trastornos alimentarios?** Por un lado, la *Candida albicans* se alimenta de levaduras, azúcares y fermentos. El paciente con *Candida* tendrá **mayores deseos de**

comer alimentos como **harinas, dulces, chocolate, quesos** o **bebidas alcohólicas**. Por otro lado, la *Candida albicans* produce una sustancia de deshecho llamada acetaldehído al convertir el azúcar en alcohol.

El acetaldehído forma sustancias vasoactivas que producen síntomas como nerviosismo, pánico, miedo, taquicardias y sofocos. También reacciona con el neurotransmisor dopamina, lo que puede producir depresión. Por último, se ha demostrado que el acetaldehído puede producir adicciones a alimentos, ya que forma unas sustancias químicas que actúan como falsos neurotransmisores.

∾

Lo importante es que es necesario, incluso imprescindible, equilibrar la bioquímica del organismo de una persona con un trastorno de la alimentación antes de poder tratar eficazmente el problema desde el punto de vista psicológico.

Sequedad
de las mucosas

LA SEQUEDAD DE LAS MUCOSAS, especialmente en áreas como la **boca, la garganta y los genitales**, puede ser un síntoma de diversas condiciones médicas, y la candidiasis es una de ellas. **La presencia del hongo *Candida* irrita y seca las mucosas**.

La *Candida* puede provocar síntomas como sequedad y ardor en las mucosas, especialmente en la **boca** (candidiasis oral) y en los **genitales** (candidiasis vaginal en mujeres y balanitis en hombres). La sequedad de la mucosa puede generar molestias, **dificultades para tragar**, y en el caso de la candidiasis oral, la presencia de manchas blancas en la lengua y las mejillas.

1.18

Causas de la candidiasis

- **Uso prolongado de antibióticos**. Los antibióticos pueden matar no solo las bacterias dañinas, sino también las bacterias beneficiosas que controlan el crecimiento de *Candida*. Esto permite que los hongos de *Candida* se multipliquen y causen infecciones crónicas.

- **Dietas ricas en azúcar y carbohidratos refinados**. La *Candida* se alimenta de azúcar y carbohidratos refinados, por lo que una dieta alta en estos alimentos puede promover su crecimiento excesivo.

- **Sistema inmunológico debilitado**. Un sistema inmunológico comprometido debido a enfermedades como el VIH/SIDA, el cáncer, la diabetes o el **estrés crónico** puede permitir que la *Candida* se desarrolle sin control.

- **Uso prolongado de corticosteroides**. Los medicamentos que contienen corticosteroides, como los inhaladores para el asma o las cremas tópicas, pueden suprimir el sistema inmunológico y favorecer el crecimiento de *Candida*.

- **Hormonas**. Los desequilibrios hormonales, como los asociados con el ciclo menstrual, el embarazo o el uso de anticonceptivos orales, pueden crear un entorno favorable para el crecimiento excesivo de *Candida*.

- **Desequilibrio de los minerales zinc y cobre**. En aquellos casos en los que la candidiasis se empeora en la fase premenstrual, es probable que esté influenciada por un desequilibrio de los minerales zinc y cobre. Normalmente, cursa con una falta de zinc y un exceso de cobre.

- **Disbiosis intestinal**. Un desequilibrio en la flora intestinal, donde las bacterias beneficiosas se ven reducidas y la *Candida* se descontrola, puede contribuir a la candidiasis crónica.

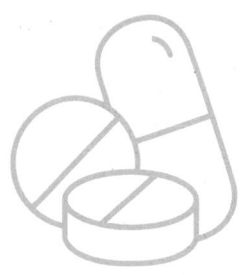

Las personas que se sienten enfermas todo el tiempo

DURANTE MIS 20 AÑOS DE EXPERIENCIA trabajando con pacientes, he visto a muchas personas que vienen a mi consulta con la ansiedad que produce no tener un diagnóstico claro y, muchas veces, con medicación para la **ansiedad o la depresión**.

Cuando tienes tantos síntomas y tan diferentes, pero no llegas a estar diagnosticado con una enfermedad concreta, es muy frustrante que te etiqueten de **hipocondríaco** y te quieran medicar para la ansiedad. Es difícil que el médico de digestivo pueda relacionar los síntomas intestinales con la ansiedad o la inflamación y el dolor. El dermatólogo tampoco entiende qué está provocando esas erupciones o picores en la piel, pues no corresponden con ninguna enfermedad concreta, y el psicólogo no consigue identificar qué causa la ansiedad.

∾

En la candidiasis crónica es cuando es más necesario tener una visión holística de la salud y la enfermedad.

¿Qué análisis hacer?

HAY POCOS ANÁLISIS DE LABORATORIO que nos sirvan como diagnóstico fiable de una candidiasis crónica. Entre ellos se encuentran los análisis de **heces**, el análisis de **arabinosa en orina** o el análisis de **sangre de campo oscuro**.

Podemos pedir un análisis de heces para confirmar la infección o proliferación de *Candida*, pero tendría que ser un **laboratorio especializado en análisis de heces** como puede ser: Teletest o Doctor's Data (al final del libro encontrarás referencias de los laboratorios y los nombres de las analíticas).

Siempre recomiendo que si se analizan heces para buscar la presencia del hongo *Candida,* se utilicen **tres muestras de heces y no solo una**. Recordemos que la candidiasis crónica es una proliferación y no una simple presencia; es decir, **no buscamos únicamente detectar al hongo**, que como hemos dicho es muy prevalente, **sino su proliferación**. A veces ocurre que una sola muestra de heces no es determinante para descartar un diagnóstico de candidiasis, pues es posible que justo esa muestra no esté contaminada por los hongos.

Algunos **análisis alternativos** que se pueden hacer incluyen:

- **Cultivo de *Candida***. Un cultivo en es una prueba en la que se toma una muestra de tejido o fluido del área afectada, como la piel, la boca o las uñas, y se coloca en un medio de cultivo para permitir que el hongo *Candida* crezca. Esto puede ayudar a identificar la presencia de *Candida* y determinar la especie específica involucrada.

- **Examen microscópico**. Un examen microscópico de la muestra de tejido o fluido se puede realizar para observar la morfología de las células de *Candida*. Esto puede proporcionar pistas sobre la presencia del hongo.

- **Pruebas de ADN.** Se pueden utilizar pruebas de reacción en cadena de la polimerasa (PCR) u otras pruebas de biología molecular para detectar el ADN de *Candida* en una muestra. Estas pruebas son altamente sensibles y específicas.

- **Pruebas de anticuerpos**. En algunas infecciones sistémicas por *Candida*, se pueden realizar pruebas de anticuerpos en sangre para detectar la respuesta inmunológica del cuerpo al hongo.

- **Análisis de arabinosa en orina**. El análisis de arabinosa es una prueba utilizada en el diagnóstico de la candidiasis. La arabinosa es un azúcar presente en la pared celular de las células de *Candida*, y su detección en muestras biológicas puede ser un indicador de la presencia de este hongo.

El análisis de arabinosa se realiza típicamente en muestras de orina, aunque también puede ser utilizado en otros fluidos corporales. Se basa en la medición de los niveles de arabinosa mediante técnicas de laboratorio específicas. Un aumento significativo en los niveles de arabinosa puede sugerir la presencia de una infección por *Candida*. Sin embargo, es importante tener en cuenta que **este análisis no es específico para la candidiasis**, ya que otros hongos y ciertas bacterias también pueden producir arabinosa. Por lo tanto, el resultado positivo de la prueba debe ser considerado junto con otros factores clínicos y pruebas complementarias para confirmar el diagnóstico.

En resumen, el análisis de heces, de sangre o de arabinosa son herramientas diagnósticas complementarias que pueden ayudar a detectar la presencia de *Candida* en el organismo. Sin embargo, es necesario considerar otros factores y pruebas adicionales para confirmar el diagnóstico de candidiasis. Yo, en particular, en mi experiencia clínica considero **más fiable el diagnóstico por síntomas**, como el diagnóstico por el **cuestionario del doctor Crook**.

1.21

Cuestionario del doctor Crook

EL CUESTIONARIO DEL DOCTOR CROOK para la candidiasis es una herramienta de evaluación utilizada para determinar la probabilidad de tener candidiasis crónica. Fue desarrollado por el doctor William G. Crook, un pediatra de EE. UU. que se dio cuenta de un patrón de síntomas en sus pacientes que encajaba con lo que se conocía como candidiasis.

El cuestionario consta de una serie de **preguntas que exploran los posibles síntomas y factores de riesgo asociados con la candidiasis crónica**. Estas preguntas abarcan diferentes áreas, como síntomas digestivos, infecciones recurrentes, fatiga, cambios de humor, antecedentes de uso de antibióticos y consumo de alimentos azucarados, entre otros.

El cuestionario del doctor Crook para diagnosticar la candidiasis crónica consta de tres secciones: A, B y C. Cada sección incluye una serie de preguntas relacionadas con los síntomas y factores de riesgo asociados con la candidiasis crónica. **A continuación, se presenta el cuestionario completo con la puntuación asignada a cada respuesta.**

Sección A

1. ¿Has tomado tetraciclinas u otros antibióticos para el acné durante un mes o más?	35
2. ¿Has tomado otros antibióticos de amplio espectro para infecciones respiratorias, urinarias o de otro tipo durante dos meses o más, o en periodos cortos cuatro o más veces al año?	35
3. ¿Has tomado antibióticos de amplio espectro al menos una vez?	6
4. ¿Has tenido alguna vez en tu vida prostatitis o vaginitis persistente u otros problemas que afecten a tus órganos reproductivos?	25
5. ¿Has estado embarazada más de dos veces? ¿Más de una vez?	5 3
6. ¿Has tomado la píldora anticonceptiva? ¿Más de dos años? ¿De 6 meses a un año? ¿Has estado en un programa de fertilidad?	15 8 25
7. ¿Has tomado prednisona u otros corticoides? ¿Por más de dos semanas? ¿Dos semanas o menos?	25 6
8. La exposición a perfumes, insecticidas u otros químicos te produce: ¿Síntomas moderados a severos? ¿Síntomas leves?	20 5
9. ¿Empeoran tus síntomas con la humedad, los días nublados o los sitios con moho?	20
10. ¿Has tenido pie de atleta, tiña u otras infecciones fúngicas crónicas de uñas o piel? Estas infecciones, ¿han sido severas o persistentes? ¿Leves o esporádicas?	20 10
11. ¿Tienes antojos de dulce?	10
12. ¿Tienes antojos de pan?	10
13. ¿Tienes deseos de bebidas alcohólicas?	10
14. ¿El humo del tabaco realmente te molesta?	10
Calcula los puntos totales de la sección A	

Sección B: síntomas principales

—Si los síntomas son ocasionales o moderados: **3** puntos
—Si son frecuentes o moderadamente severos: **6** puntos
—Si son constantes o incapacitantes: **9** puntos

Fatiga o letargia	3	6	9
Sensación de estar agotado	3	6	9
Mala memoria	3	6	9
Sensación de irrealidad o embotamiento	3	6	9
Incapacidad para tomar decisiones	3	6	9
Sensación de entumecimiento u hormigueos	3	6	9
Insomnio	3	6	9
Dolores musculares	3	6	9
Debilidad muscular o parálisis	3	6	9
Dolor o inflamación de articulaciones	3	6	9
Dolor abdominal	3	6	9
Estreñimiento	3	6	9
Diarrea	3	6	9
Hinchazón abdominal y gases	3	6	9
Picor o escozor vaginal o flujo espeso	3	6	9
Prostatitis	3	6	9
Impotencia	3	6	9
Falta de libido	3	6	9
Endometriosis o infertilidad	3	6	9
Dolor menstrual o irregularidades	3	6	9
Tensión premenstrual	3	6	9
Ataques de pánico o de ansiedad	3	6	9
Manos o pies fríos	3	6	9
Irritabilidad antes de comidas	3	6	9
Calcula los puntos totales de la sección B			

Sección C: otros síntomas

Somnolencia	3	6	9
Irritabilidad	3	6	9
Falta de coordinación	3	6	9
Incapacidad para concentrarse	3	6	9
Cambios de humor frecuentes	3	6	9
Dolor de cabeza	3	6	9
Mareos o falta de equilibrio	3	6	9
Presión sobre los oídos	3	6	9
Tendencia a tener moretones con facilidad	3	6	9
Erupciones de piel o picores crónicos	3	6	9
Entumecimientos u hormigueos	3	6	9
Indigestión o reflujo	3	6	9
Sensibilidades o intolerancias alimentarias	3	6	9
Mucosidad en las heces	3	6	9
Picor anal	3	6	9
Boca o garganta seca	3	6	9
Sarpullido o llagas en la boca	3	6	9
Mal aliento	3	6	9
Olor corporal que no se va con los lavados	3	6	9
Picor nasal	3	6	9
Dolor de garganta	3	6	9
Laringitis o pérdida de voz	3	6	9
Tos o bronquitis recurrente	3	6	9
Dolor o presión en el pecho	3	6	9
Falta de aire	3	6	9
Urgencia al orinar	3	6	9
Molestias al orinar (cistitis)	3	6	9
Puntos en la visión o visión errática	3	6	9
Ojos irritados	3	6	9
Infecciones recurrentes de oídos	3	6	9
Dolor de oídos o sordera	3	6	9
Calcula los puntos totales de la sección C			

Interpretación de los resultados del cuestionario

Después de responder todas las preguntas, suma el total de los puntos obtenidos en las tres secciones. Los resultados varían según si eres hombre o mujer.

Mujeres	Hombres	Tienes problemas de hongos
180	140	Casi seguro
120	90	Probablemente
60	40	Posiblemente

Es importante destacar que **este cuestionario** es solo una herramienta inicial de evaluación y **no proporciona un diagnóstico definitivo**. Lo importante del cuestionario es ver si los síntomas ocurren de modo moderado o severo y muchos a la vez, y no tanto si tienes algunos de ellos. Si obtienes una puntuación alta en el cuestionario o sospechas que puedes tener candidiasis crónica, es recomendable buscar la opinión de un profesional de la salud especializado para obtener un diagnóstico preciso y un plan de tratamiento adecuado.

Dieta y suplementos

Recomendaciones anticándida

Objetivos
del tratamiento

EL OBJETIVO DE UN TRATAMIENTO anticándida es debilitar los hongos intestinales y reducir su presencia.

La dieta se encarga de debilitar los hongos antes de que podamos atacarlos con la toma de antifúngicos naturales. La *Cándida* se alimenta de azúcares y fermentos, por lo tanto, al eliminar estas sustancias de la dieta, vamos a empezar a debilitarla.

Pero el objetivo a largo plazo es evitar que la *Cándida* reaparezca, y para esto tenemos que haber reequilibrado el pH intestinal, fortalecido la flora intestinal, recuperado las vellosidades intestinales y, sobre todo, **regulado el estrés y fortalecido el sistema inmunitario**.

Tratamiento natural

EL TRATAMIENTO DE LA CANDIDIASIS CRÓNICA debe ser nutricional y natural si queremos conseguir un resultado efectivo a largo plazo. Esto se debe a que la *Candida* es un hongo que habita en el intestino y se alimenta de los azúcares y carbohidratos refinados que incluimos en nuestra alimentación. **La dieta es fundamental para tratar la candidiasis**; aquí, más que nunca, aplica la frase «Somos lo que comemos». Nuestro intestino se ve directamente influido por lo que comemos, y esto es especialmente cierto en el caso de la candidiasis.

Es importante usar antifúngicos de carácter natural para que no resulten dañinos para el hígado y para que tengan un efecto positivo sobre la flora y el pH intestinal, cuyo equilibrio es crucial.

Parte del tratamiento incluye apoyar al sistema inmunitario y disminuir el estrés oxidativo que acompaña la presencia del hongo *Candida*.

Si queremos erradicar la *Candida* a largo plazo, debemos cambiar nuestras propias condiciones internas, es decir, **cambiar al hospedador, nuestro intestino, y fortalecer nuestro sistema inmune**. Cambiamos las condiciones del intestino, el lugar donde habita, para que no pueda ser repoblado de nuevo por los hongos invasores. Para eso, es necesario acidificar ligeramente el pH intestinal, mejorar la microbiota, regenerar las vellosidades intestinales, reequilibrar los nutrientes, fortalecer nuestro sistema inmune y, por supuesto, minimizar el impacto del estrés oxidativo.

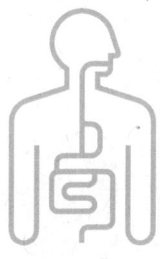

2.3

¿Por qué no acabo de curarme de la candidiasis?

La principal causa de la candidiasis, en mi opinión y por lo que he observado en consulta, es **el estrés continuado, ya sea laboral o emocional**. El estrés **debilita el sistema inmunitario**, permitiendo que un organismo tan invasivo como la *Candida* se establezca. Además, el estrés afecta negativamente a las vellosidades intestinales y a la flora intestinal. También **desgasta nuestras reservas de glutatión**, que es nuestro principal antioxidante, y esto reduce nuestras defensas intestinales, la primera barrera frente al ataque de la *Candida*.

Por otro lado, **el estrés nos lleva** también a comer de manera desequilibrada y tendemos **a hacer una dieta más rica en estimulantes y azúcares refinados**. Si no acabas de curarte de la candidiasis a pesar de llevar meses de dieta estricta y uso de antifúngicos naturales, puede ser que necesites enfocarte en disminuir tu estrés, sobre todo tu estrés emocional.

pH y candidiasis

EL pH INTESTINAL juega un papel importante en el equilibrio de la flora intestinal y puede afectar el crecimiento de *Candida*. **El pH se refiere al nivel de acidez o alcalinidad en el intestino**. Un pH intestinal equilibrado ayuda a mantener un ambiente saludable para las bacterias beneficiosas y limita el crecimiento excesivo de *Candida*. El pH correcto intestinal es ligeramente ácido.

Cuando el pH intestinal se desequilibra y se vuelve demasiado alcalino, puede crear un entorno propicio para el crecimiento de *Candida*. Esto se debe a que **la *Candida* prefiere un entorno alcalino para multiplicarse**. Un pH intestinal desequilibrado puede ser causado por diversos factores, como una **dieta poco saludable**, el uso excesivo de medicamentos como los **antibióticos**, el **estrés** y las enfermedades crónicas.

Restaurar un pH intestinal equilibrado puede ayudar a prevenir y controlar la candidiasis. Una alimentación equilibrada, **rica en** vegetales de **hoja verde, fibra y probióticos**, puede favorecer un pH adecuado en el intestino. Además, es importante **evitar** el consumo excesivo de **alimentos procesados, café, azúcares refinados y alcohol**, ya que pueden promover el crecimiento de *Candida* al desequilibrar el pH.

2.5

Estrés emocional y candidiasis

Para el tratamiento de la candidiasis, no solo son importantes los suplementos nutricionales, probióticos, dieta y antifúngicos; **las emociones también juegan un papel crucial en la candidiasis y en el estado de la flora intestinal**.

Las emociones influyen en la producción de enzimas, en la calidad y cantidad de bilis, en la actividad del intestino y en las secreciones mucosas de sus paredes, afectando así el tipo de bacterias que crecen en el intestino. El sistema nervioso simpático activa los músculos, las suprarrenales, el corazón y los pulmones para enfrentar el mundo exterior.

El sistema nervioso parasimpático activa la secreción de saliva y jugos digestivos, el movimiento intestinal y el funcionamiento del hígado y los riñones. Si predomina el parasimpático, se acentúan la digestión y el metabolismo de los alimentos. Cuando el sistema simpático se inactiva, el parasimpático se activa y viceversa. **La ansiedad y el estrés activan el parasimpático, produciendo sobreactividad, acidez, diarrea y estreñimiento**. Además, se ha demostrado que el estrés afecta a la flora beneficiosa, debilitándola. Bajo estrés, las glándulas suprarrenales secretan la hormona cortisol, que en exceso puede debilitar el sistema inmunológico, destruir la flora intestinal y disminuir la producción de inmunoglobulinas A intestinales.

Los cuatro puntos del tratamiento anticándida

EL DOCTOR JEFFREY BLAND, uno de los más reconocidos nutricionistas, tiene un programa de cuatro fases para tratar la **disbiosis intestinal** y la **candidiasis crónica**.

Cada paso empieza por R para reconocerlo fácilmente. Estas son las cuatro fases:

1. **Remueve** las toxinas, la fuente de alimento de los hongos como los azúcares, los alimentos que te producen intolerancia o alergia, y mata los hongos con medios preferiblemente naturales.

2. **Reemplaza** con alimentos de alto contenido nutricional y con suplementos nutricionales.

3. **Reintroduce** la flora beneficiosa para que recolonice el intestino y cree una colonia que se mantenga a largo plazo.

4. **Repara** el muro intestinal dañado y el daño posible que haya causado, por ejemplo, a nivel hepático.

Y por último, libera tu estrés y desintoxica tus toxinas, y sobre todo, recupera la creencia en ti mismo.

REMOVER: qué eliminamos

REDUCIR EL CONSUMO DE AZÚCARES Y CARBOHIDRATOS REFINADOS

La *Candida* se alimenta de azúcares, por lo que debes limitar la ingesta de azúcares y carbohidratos refinados. Evitar totalmente azúcares y alimentos con alto contenido de azúcares simples, como **dulces, pasteles, galletas** y **bebidas azucaradas**.

LIMITAR EL CONSUMO DE ALCOHOL

El alcohol puede promover el crecimiento de *Candida*, por lo que es recomendable limitar o evitar su consumo durante el tratamiento. Sobre todo, es imprescindible eliminar los alcoholes fermentados como el **vino,** la **sidra** y la **cerveza**.

ELIMINAR TOXINAS Y QUÍMICOS DE LA DIETA

Medicamentos como la **píldora anticonceptiva** y los **corticoides** pueden afectar el crecimiento de *Candida*, al igual que los xenobióticos (compuestos químicos ajenos al organismo, como pesticidas y contaminantes), las hormonas presentes en alimentos y productos que contengan toxinas. Te recomiendo que utilices **alimentos de origen ecológico** para minimizar la ingesta de pesticidas y fertilizantes artificiales.

Dieta anticándida

- **Libre de fermentos.** No contiene vinagres, salsa de soja, tamari, miso, productos en escabeche ni quesos de ningún tipo. Está permitido el tofu y el yogur natural sin endulzar (solamente de coco, de cabra u oveja).

- **Libre de levaduras vivas**, esto incluye la levadura madre y los cubitos concentrados de levaduras. La levadura química está permitida, así como el bicarbonato de sodio y otros agentes leudantes.

- **Exenta de azúcares añadidos.** No están permitidos endulzantes tales como miel, melazas, azúcar de ningún tipo, panela, siropes (salvo el sirope de yacón), concentrados de frutas, zumos concentrados de manzana u otros frutas, ni mermeladas. Los **endulzantes permitidos son la estevia natural,** el **xilitol** y el **sirope de yacón**.

- **Fruta limitada.** Se reduce a bayas rojas (frambuesas, **moras, arándanos**, grosellas) por su poder antioxidante y por ayudar a desinfectar las vías urinarias. También se permite entre horas manzana o pera ácida, máximo una pieza al día. **No se incluyen zumos de frutas**.

- **Evitar pescados de piscifactoría**. En algunas operaciones de piscifactoría, los antibióticos se han utilizado para tratar y prevenir enfermedades en los peces, así como para promover el crecimiento.

¿Hay que eliminar completamente los cereales?
En la dieta anticándida se permite cierta cantidad y tipo de cereales como el arroz integral o el mijo. Estos dos cereales tienen un pH neutro y ayudan a normalizar el pH intestinal. Además, por su contenido en fibra, nos ayudan a evitar el estreñimiento, lo cual es fundamental si queremos eliminar cándida del intestino. El **arroz integral** tiene la propiedad de absorber líquido del intestino y **actúa como una esponja capaz de ayudar a la eliminación de toxinas y desechos**. El **mijo** tiene muchas propiedades nutricionales y es uno de mis cereales favoritos. Es uno de los cereales más altos en **magnesio** y en minerales como el **manganeso** y el **zinc**. Es una buena fuente de **vitaminas B**. Además, el mijo tiene un índice glucémico relativamente bajo, lo que significa que su consumo puede ayudar a mantener niveles de azúcar en sangre estables.

Receta de arroz integral *(ver p. 171)* y receta de mijo *(ver p. 173)*.

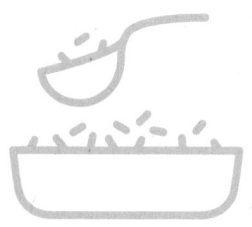

2.9

Vino y acetaldehído

El ACETALDEHÍDO es un subproducto natural de la fermentación del alcohol y está presente en varios tipos de vino, aunque las cantidades pueden variar. Algunos vinos pueden contener niveles más altos de acetaldehído debido a factores como el tipo de uva utilizada, los métodos de vinificación y el tiempo de fermentación. Sin embargo, es importante destacar que el contenido de acetaldehído en el vino no es la única consideración al evaluar su impacto en la candidiasis crónica.

Los vinos tintos, en general, tienden a tener niveles más altos de acetaldehído en comparación con los **vinos blancos**. Esto se debe a que el proceso de fermentación de los vinos tintos permite una mayor interacción de los componentes químicos de la piel de las uvas con el mosto, lo que puede resultar en una mayor liberación de acetaldehído.

Además, los vinos envejecidos en **barricas de roble** pueden contener niveles más altos de acetaldehído, ya que el roble puede liberar pequeñas cantidades de este compuesto durante el proceso de envejecimiento. Sin embargo, es importante tener en cuenta que los niveles exactos de acetaldehído pueden variar considerablemente entre las diferentes marcas y variedades de vino. La concentración de acetaldehído en el vino también puede estar sujeta a regulaciones y límites establecidos por las autoridades sanitarias en diferentes países.

En cualquier caso, si tienes candidiasis crónica, es recomendable **limitar o evitar el consumo de vino y otras bebidas alcohólicas en general**, ya que el acetaldehído presente en estas bebidas puede empeorar los síntomas y la condición.

Además, el consumo de vino puede agravar otros síntomas relacionados con la candidiasis crónica, como la inflamación, los trastornos digestivos y los problemas de la piel.

El vino también puede contener azúcares y levaduras que promueven el crecimiento de *Candida*, lo que puede exacerbar aún más la condición.

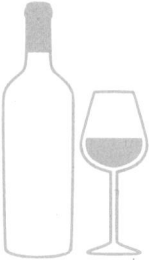

REEMPLAZAR: qué incorporamos

En una dieta anticándida hay que incluir alimentos altos en nutrientes y en fibra para ayudar a los procesos depurativos del organismo. La dieta debería cumplir lo siguiente:

- **Aumentar el contenido en nutrientes y ácidos grasos**. Incorpora una buena cantidad de vegetales, especialmente **vegetales de hoja verde, tubérculos** por su contenido en nutrientes, y **frutos secos** crudos y **semillas** por su aporte de ácidos grasos.

- **Incluir proteínas de alta calidad**. Consume **pescados** que no sean de piscifactoría, **carnes de pasto** o de animales criados al aire libre, y **huevos** de origen ecológico.

- **Incluir alimentos antihongos**. Incorpora alimentos con propiedades antifúngicas para ayudar a combatir la *Candida*, entre ellos el **ajo,** la **cebolla,** el **jengibre**, el **aceite de coco** y hierbas como el **romero** y el **orégano**.

- **Probióticos y alimentos fermentados**. Consume alimentos ricos en probióticos, como yogur natural y kefir, para ayudar a restablecer el equilibrio de la microbiota intestinal, lo cual es importante para combatir las infecciones por *Candida*. Te recomiendo sobre todo **kéfir de coco, kéfir de agua** y **kéfir de cabra**. También se puede tomar durante la dieta anticándida **yogures naturales de coco,** de **cabra** u **oveja**.

- **Alimentos ricos en fibra**. La fibra ayuda a mantener un ambiente intestinal saludable. Consumir semillas, verduras y granos enteros puede ser beneficioso. Alimentos altos en fibra como **mijo, arroz integral, trigo sarraceno cocido, legumbres,** y fibra como **psyllium** o **semillas de lino**.

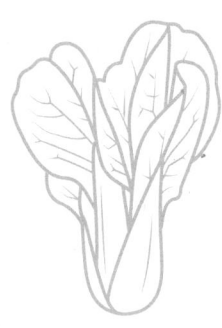

¿Puedo incluir fruta?

En una dieta anticándida, se pueden incluir ciertas frutas en cantidades moderadas, pero es importante elegir cuidadosamente las opciones para minimizar el contenido de azúcar. La fruta fresca contiene fructosa, un tipo de azúcar natural que puede alimentar el crecimiento de *Candida* en exceso si se consume en grandes cantidades.

Las frutas más recomendadas en una dieta anticándida son aquellas que son bajas en azúcar, como las **bayas (fresas, frambuesas, arándanos), limones, limas, aguacates y coco**. Estas frutas tienen un menor contenido de azúcar en comparación con otras como los plátanos, uvas o mangos.

En cuanto a lo estricto de la dieta, en casos de candidiasis crónica más severa, es posible que se requiera una restricción más estricta de azúcares y carbohidratos en general, lo que incluiría limitar o evitar incluso todas las frutas. Sin embargo, la necesidad de restricción estricta varía según la gravedad de la infección y las recomendaciones específicas de un profesional de la salud.

Las dietas anticándida más estrictas eliminan completamente la fruta al menos al comienzo del tratamiento. **Yo recomiendo eliminar la fruta completamente solo durante el primer mes si los síntomas son severos y crónicos.**

Alimentación ecológica

LAS VENTAJAS DE UNA ALIMENTACIÓN de origen ecológico no solo incluyen **evitar los químicos y disruptores endocrinos** presentes en los pesticidas y fertilizantes químicos. Otro punto a favor es su **mayor contenido en nutrientes**. Los cultivos orgánicos se producen en suelos más ricos en nutrientes y, por tanto, son alimentos que nos aportan una mejor calidad en la nutrición.

Es habitual suministrar antibióticos a animales para controlar su mayor susceptibilidad a enfermedades.

∾

Las carnes que no son orgánicas contienen cantidades importantes de antibióticos y hormonas.

Una de las consecuencias de una ingesta elevada de antibióticos en la dieta a lo largo de varios años es la incapacidad del individuo para controlar la *Candida*.

La *Candida* no se mata con antibióticos (al ser una levadura y no una bacteria), por lo tanto, se desarrolla bien y se extiende mientras que las bacterias beneficiosas en el intestino disminuyen o son erradicadas por la constante ingesta de antibióticos.

Los residuos de **antibióticos también están presentes en los huevos y en los lácteos, salvo que sean de origen orgánico. Los peces de piscifactoría** también pueden estar contaminados de esta forma.

Por otro lado, los animales criados al aire libre y con piensos ecológicos tienen menos enfermedades y no consumen antibióticos ni medicamentos que podrían estar presentes en la carne que consumimos.

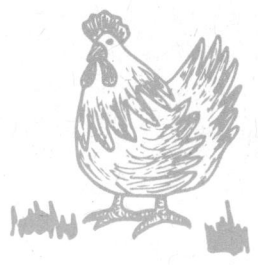

Qué agua consumir

PARA FAVORECER LA ELIMINACIÓN de la *Candida* y las bacterias intestinales, y a la vez mejorar tu microbiota, debes **dejar de consumir agua del grifo.** El agua del grifo contiene **cloro y restos de metales pesados** y **químicos**.

Toda el agua del grifo que se va a consumir debería ser tratada para eliminar contaminantes como pesticidas, nitratos y nitritos, metales pesados, cloro, compuestos organoclorados que provienen del tratamiento del agua con cloro, PCBs, flúor, aluminio, etc. Esto se puede conseguir con una **jarra con filtro** de carbón activo, que normalmente cuesta entre 25 y 50 €. Sin embargo, en ese caso la eficiencia está limitada y es muy importante cambiar el filtro regularmente.

Alternativamente, se puede instalar un **filtro permanente bajo el fregadero con su propio grifo.** Son un poco más caros, normalmente pueden costar entre 300 y 700 €; pero son mucho más eficientes y duraderos. Un filtro bajo el fregadero de ósmosis inversa será una de las mejores soluciones para este propósito. Otra opción es una destiladora de agua en combinación con el tratamiento de carbono.

Yo recomiendo consumir agua filtrada por osmosis inversa o por destilación.

La destilación tiene la ventaja de que las máquinas para destilar agua no son muy costosas y no requieren filtros que deban cambiarse anualmente. La mayoría de los contaminantes del agua no son volátiles, por lo que no se evaporan junto con el agua.

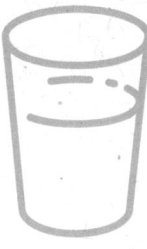

2.14

Candida y acidez

UNO DE LOS REQUISITOS de una dieta anticándida es que sea lo más alcalinizante posible, ya que la *Candida* no puede vivir en un medio alcalino ni en un intestino con un pH ligeramente ácido. **Las dietas alcalinizantes consiguen crear ese pH ligeramente ácido en el intestino y** a la vez **alcalino en los tejidos**.

La dieta anticándida es alcalinizante por la alta proporción de vegetales tanto crudos como cocinados **y la restricción de proteínas animales**, dejando varias comidas y cenas a la semana libres de proteína animal. Yo recomiendo hacer, por ejemplo, tres comidas veganas y tres cenas veganas, sin productos de origen animal, a la semana. Más adelante encontrarás ideas para comidas y cenas veganas, altas en nutrientes.

Además, es recomendable tomar un **vaso de agua templada con limón antes del desayuno**. El agua debe estar a temperatura templada. Esta bebida ayuda a limpiar los jugos gástricos y a crear un ambiente más alcalino. Si el limón te molesta en el esmalte de los dientes, puedes tomarlo con una pajita; pero no hace falta poner mucho limón, con un chorrito es suficiente.

En algunos foros se recomienda beber agua con bicarbonato de sodio, pero **yo no lo recomiendo, ya que el bicarbonato de sodio es alto en sodio y esto desequilibra los macronutrientes a nivel celular**.

Las zanahorias, la calabaza y la remolacha en la dieta anticándida

Las zanahorias y la calabaza son ricas en **betacarotenos**, que son muy beneficiosos para el tratamiento de la candidiasis. Además, su contenido en azúcares no es tan alto como para que supongan un problema. Se pueden consumir con total libertad.

La remolacha, por su alto contenido en **potasio,** apoya la **depuración hepática**. Es preferible consumirla cruda y rallada, por ejemplo, en ensaladas, y no cocida o en vinagre.

Las zanahorias también contienen **terpenos** que ayudan a **eliminar parásitos** del intestino. Se recomienda comerlas principalmente crudas y ralladas en ensaladas. Además, pueden usarse para dar consistencia y esponjosidad a **recetas de panes** *(ver p. 168).*

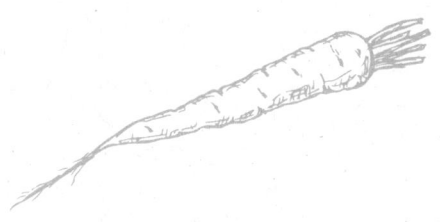

2.16

Vegetales en la dieta anticándida

Es muy importante que la dieta incluya una gran variedad de **verduras** (alrededor del **40 % del total del alimento consumido**). Intenta tomar todos los días uno de los siguientes:

a. **Una sopa de verduras hecha en casa.** Puedes añadir unas pocas lentejas (preferiblemente lentejas en lugar de patatas) para espesarla.

b. **Una gran ensalada.** Incluye rúcula, canónigos, berros, espinacas, hinojo, endibias, rabanitos, remolacha, cebolleta, aguacate, jengibre, apio, pepino, zanahoria, tomate, brotes, algas, etc.

c. **Verduras al vapor, hervidas con poca agua, salteadas o al horno**, acompañando a la comida principal.

d. **Un zumo licuado de vegetales o un batido verde con una fruta (manzana** o **limón).** Puedes elegir entre espinacas, kale, apio, zanahorias, hinojo, cúrcuma, jengibre, remolacha, pepino, rabanitos, pimiento amarillo o rojo, perejil, lechuga.

Las opciones a, b y c deben ser tan abundantes como sea posible y comprender una gran variedad de verduras en cada ración.

Son especialmente recomendables: ajo, cebolla, zanahoria rallada, brécol, cilantro, hinojo, comino y anís. En la dieta anticándida se deben **eliminar champiñones y setas**, así como todo tipo de hongos.

Si piensas que puedes tener **SIBO**, además deberías reducir los **vegetales altos en FODMAP** (fructooligosacáridos y polioles) para evitar la hinchazón y la fermentación que pueden producir las bacterias intestinales. **En ese caso, reducirías la ingesta de ajo, puerro, cebolla, coles, lombarda, kale, coliflor, repollo y brécol**.

¿Por qué y cuándo sin gluten?

LA DIETA ANTICÁNDIDA debería ser, idealmente, una **dieta sin gluten**, es decir, que no contenga **trigo, centeno, espelta, kamut ni cebada**. Aunque no todos los que sufren de candidiasis necesitan ser estrictos a la hora de eliminar el gluten, si no tienes síntomas digestivos ni inflamación podrías simplemente eliminar el trigo de la dieta y todos sus derivados, es decir, **panes, pizza, pasta y harinas de trigo**.

Si tienes problemas de **colon irritable, inflamación intestinal, estreñimiento o diarreas**, sería preferible que elimines el gluten durante el tiempo que hagas la dieta. Una vez estés mejor, puedes consultar a un profesional de la nutrición para reintroducir el gluten y valorar si debes seguir eliminándolo o no.

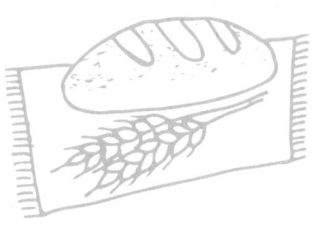

Hay personas que necesitan ser **más estrictas** con el gluten y no tomar nada que tenga **trazas de gluten**, como puede ser la **avena** o los productos que hayan sido **fritos** o **tostados**.

∾

Estas son las enfermedades o condiciones en las que sería necesario
ELIMINAR COMPLETAMENTE EL GLUTEN,
incluidas las trazas:

- Enfermedades autoinmunes como artritis reumatoide, lupus, hipotiroidismo de Hashimoto, síndrome de Sjögren
- Colitis ulcerosa o enfermedad de Crohn
- Diagnóstico de celiaquía
- Dermatitis herpetiforme
- Cistitis intersticial
- Fibromialgia
- Sensibilidad química múltiple

Si este es tu caso, necesitas estar pendiente de no tomar trazas de gluten. Para una dieta normal anticándida, no hace falta ser tan estricto; retiramos el gluten solo por reducir la inflamación intestinal, pero podríais usar avena normal y no estar pendiente de las trazas de gluten.

Para un diagnóstico más exacto de si necesitas una dieta sin gluten estricta y por cuánto tiempo, deberías **consultar a un médico o nutricionista especializado que pueda evaluarlo.**

2.18

Tipos de endulzantes recomendados

LAS ALTERNATIVAS AL DULCE permitidas en una dieta anticándida son **la estevia, el sirope de yacón, el eritritol y el xilitol.** La estevia es una planta que crece en América y se conoce como «dulce hoja». Sus extractos tienen hasta 300 veces el dulzor del azúcar y es una sustancia natural desprovista de efectos nocivos. No solo eso, sino que **la estevia nivela la glucosa en sangre y ayuda a regular la tensión arterial.**

El sirope de yacón se extrae de la raíz de yacón, la cual es un tubérculo alto en fructooligosacáridos. Este nivel alto de fructooligosacáridos es el que le da el sabor dulce y, además, lo hace beneficioso para la flora intestinal. Los fructooligosacáridos son lo que se llaman **prebióticos, es decir, sustancias que alimentan la flora intestinal,** ayudan a la digestión y mejoran la absorción de vitaminas y minerales. Los fructooligosacáridos no pueden ser absorbidos a través del muro intestinal y pasan por el tracto digestivo sin ser metabolizados. Si piensas que puedes sufrir de **SIBO o sobrecrecimiento en el intestino delgado, no utilices sirope de yacón**, pues los fructooligosacáridos en ese caso no están recomendados.

La otra alternativa al azúcar que se podría usar con una dieta anticándida es **el xilitol y el eritritol**. Son endulzantes bajos en calorías, que no provocan caries ni suben los niveles de glucosa y están permitidos en una dieta para candidiasis. El sabor que consiguen es muy similar al azúcar blanco.

El eritritol es un poliol (alcohol de azúcar) que se presenta naturalmente en ciertas frutas, como las peras, los melones y las uvas. Dado que **el eritritol se absorbe rápidamente en el intestino delgado** y ciertos estudios han mostrado que **el organismo humano no lo fermenta, se elimina rápidamente en 24 horas**. Los efectos secundarios **laxantes** que a veces se asocian con el consumo excesivo de **xilitol** son improbables en el caso de los alimentos que contienen eritritol. **Si tienes también síntomas de SIBO, entonces no deberías consumir ni xilitol, ni eritritol, ni maltitol**, pues todos ellos son polioles, que se deben reducir en una dieta para SIBO.

Por lo tanto, es muy poco probable que los alimentos que contienen cantidades considerables de **eritritol** provoquen **efectos secundarios laxantes o de flatulencias**. Un estudio clínico reciente concluyó que los adultos toleran el consumo diario de 1 gramo de eritritol por kilogramo de peso corporal en diversas comidas y bebidas a lo largo del día mejor que en el caso de los alimentos que contienen sacarosa.

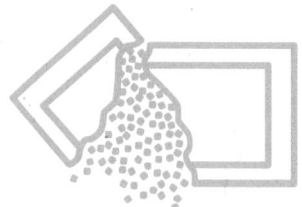

❧

Endulzantes a evitar completamente,
a pesar de no ser altos en glucosa, **son el
aspartamo, el acesulfamo y la sacarina**,
por ser compuestos químicos que ya han
demostrado tener **efectos nocivos** en
ensayos clínicos.

De forma ocasional podrías tomar algún producto
envasado, como **turrones o chocolates** endulzados con
maltitol, otro alcohol de azúcar permitido en la dieta.

Deseos de dulce

Tu reto con la dieta anticándida es **cambiar tu necesidad de algo dulce y romper el hábito de comer dulces**.

A. Si tienes ganas de dulce a media mañana

Una opción es desayunar un poco más tarde. También puedes tomar a media mañana **una cucharadita de aceite de coco**, que tiene efecto saciante. **Beber bastante agua durante la mañana** puede calmar las ganas de estimulantes, pues a veces, en realidad, estamos deshidratados.

❧

La deshidratación aumenta la sensación de estrés. Tómate un respiro a media mañana y prepara tu **botella de agua, a la que puedes añadir unas gotas de limón o unas rodajas de jengibre para que sea más alcalinizante.**

Una taza de algo calentito como una infusión de hierbas, por ejemplo tipo détox, te puede ayudar a despejarte un rato. Te recomiendo mezclas de hierbas depurativas o détox, yogi tea, té chai, o infusión de **Pau d'arco con estevia** (el Pau d'arco es antifúngico y la estevia ayuda a quitar las ganas de dulce).

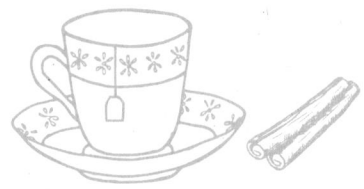

Te recomiendo tomar a menudo **infusiones de canela**, que tienen sabor dulce, son antioxidantes y tienen propiedades microbianas y antifúngicas.

B. Si es después de cenar cuando te entran las ganas de dulce

Puedes tomar de vez en cuando, no a diario, una onza de **chocolate negro con estevia**. Sobre todo, lo que buscamos es escapar del consumo de alimentos dulces.

Errores típicos al hacer una dieta estricta anticándida

No solo es importante lo que dejamos de comer sino lo que sí comemos. Algunas personas pueden correr el peligro de acabar haciendo una **dieta muy desequilibrada** al evitar todos los carbohidratos y frutas.

Si solo nos enfocamos en matar de hambre al hongo *Candida* dejando de alimentarlo con azúcares o fermentos, pero no cambiamos el ambiente donde habita, podrá volver fácilmente a invadir nuestro intestino. **La cándida no es una infección, sino una invasión**, y somos nosotros quienes permitimos que invada si no tenemos suficientes defensas intestinales o si el pH intestinal no es el correcto.

Estos son los errores más comunes cuando se hace una dieta anticándida estricta, centrándonos únicamente en los alimentos a eliminar y no tanto en hacer una dieta realmente terapéutica:

- **Tomar un exceso de proteína animal, sobre todo de cerdo**. El jamón ibérico y lomo están permitidos en una dieta anticándida, pero si abusamos de ellos podemos estar generando un pH incorrecto. Es mejor no abusar en general de la proteína animal, sobre todo las carnes, y **no tomar jamón o lomo más de una vez por semana**.

- **Tomar café o té negro a diario**. Ambas bebidas son altamente **acidificantes** para el organismo. El café y el té **alteran el sistema nervioso** y contribuyen a un mayor estrés nutricional. Se pueden tomar en su lugar **té verde, rooibos, té blanco o infusiones**. Tampoco deberíamos tomar bebidas carbonatadas como **coca cola, aunque sea light o zero**, pues también alteran el sistema nervioso, contienen cafeína, son acidificantes y son ladrones de nutrientes.

- **Consumir alimentos muy procesados**. Evita comidas muy preparadas o alimentos fritos tipo nachos de maíz a menudo.

- **No tomar mucha verdura y nada de fruta**. La fruta se puede permitir en dosis bajas en una dieta anticándida, sobre todo frutas como **manzana o pera, limón o bayas rojas** (frambuesas, arándanos, moras, grosellas). Los **licuados o batidos verdes** a los que se puede añadir una manzana o un limón, ayudan a depurar el organismo y generan un pH correcto.

2.21

Estreñimiento

Es MUY IMPORTANTE EVITAR el estreñimiento durante el tratamiento anticándida. Pero primero definamos el estreñimiento: una persona estreñida es aquella que no hace de vientre a diario; lo ideal sería hacerlo dos veces al día. Para prevenirlo, es fundamental mantenerse bien hidratado. Se recomienda tomar una cucharada diaria de aceite de lino con comida y una cucharadita bien llena de **cáscara de psyllium** en polvo, diluida en un gran vaso de agua después del desayuno. Alternativamente, se puede tomar una cucharada de **semillas de lino** dejadas en remojo toda la noche, junto con la gelatina que se forma, después del desayuno.

Además, la dieta debe ser alta en **vegetales de hoja verde oscuro** (como acelgas, espinacas, kale, rúcula, canónigos, perejil y berros) y debe contener cereales integrales, sobre todo **arroz integral o mijo**. El arroz integral y el mijo son cereales con un pH neutro que ayudan a corregir el pH intestinal, que debe ser ligeramente ácido. Con un pH intestinal correcto, la *Candida* no puede sobrevivir, pues necesita un pH alcalino. El arroz integral y el mijo no contienen gluten y aportan fibra a la dieta para movilizar las heces y favorecer la expulsión de residuos. El arroz integral actúa como una esponja en el intestino, absorbiendo el exceso de toxinas. Siempre es recomendable **dejar el arroz integral en remojo** varias horas para limpiarlo bien.

Suplementos para eliminar las cándidas

Como preparación a la toma de antifúngicos y como ayuda para favorecer la microbiota antes de la etapa de regenerar la flora, recomiendo siempre tomar **zumo de aloe vera** (orgánico y certificado). Se toma una cucharada en agua media hora antes del desayuno. La toma del aloe vera **se puede hacer durante el primer mes de tratamiento**. Marcas recomendadas son Lilly of the Desert, Aloe Pura o Atalaya Bio.

Antes de empezar con los suplementos antifúngicos es necesario eliminar parásitos si hubiera síntomas de parásitos, como puede ser décimas de fiebre sin motivo aparente, mucho picor de piel, especialmente en plantas de pies y manos, picazón anal o si has vivido más de un mes en zonas tropicales. Entonces, antes de empezar con los antifúngicos, te recomiendo tomar este antiparasitario natural:

- **Parasit de Sura Vitasan**. Tomar 2 cápsulas después de desayuno, comida y cena durante dos semanas, descansar cinco días y repetir otra toma igual (2-2-2) durante otras dos semanas.

Después de este mes de antiparasitario, sigues con el protocolo antifúngico, teniendo en cuenta que el Parasit ya ha debilitado los hongos.

*Si no tienes síntomas de parásitos,
pasa directamente a la primera fase
del protocolo antifúngico (A o B).*

∾

A. Para aquellas personas con más sintomatología digestiva/intestinal/hinchazón e intolerancias a alimentos y para aquellos con SIBO e intolerancia al ajo/cebolla, empezaríamos con estos antifúngicos que suelen dar menos reacciones digestivas y no contienen ajo:

- **Extracto de semilla de pomelo (Citri-Plus) de la marca Sura Vitasan**. Tomar 10 gotas en agua después de la comida y de la cena (0-10-10 gotas). Este producto es más efectivo en líquido, pero debo advertir que el sabor es muy amargo y desagradable. Si no aguantas el sabor amargo, lo puedes tomar en cápsulas **Citri-Plus de Sura Vitasan**, en este caso sería una cápsula con desayuno, una con comida y una con cena (1-1-1).

  El extracto de semilla de pomelo es **antibiótico y antimicótico natural** y no suele dar síntomas molestos, pero a la vez es efectivo y seguro.

- **Ácido caprílico de 200-300 mg por cápsula**. Una cápsula después del desayuno y de la comida (1-1-0). Es importante mantener una dosis alta de ácido caprílico durante todo el tratamiento. A las dos semanas de empezar a tomarlo subimos a dos cápsulas después del desayuno y dos después de la comida (2-2-0). Las marcas pueden ser: Solaray (Capryl), Solgar o Now.

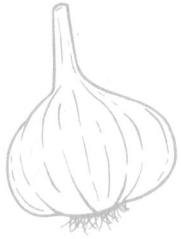

B. Para aquellos que no tienen tantos síntomas digestivos, pero presentan principalmente síntomas vaginales y/o sequedad de mucosas, y toleran el ajo:

- **Yeast Cleanse de Solaray**. Tomar una cápsula después de desayuno y comida (1-1-0) durante cinco días, luego dos cápsulas después de desayuno y una cápsula después de comida (2-1-0) durante cinco días y finalmente dos cápsulas después de desayuno y comida (2-2-0), manteniéndolo dos meses o tomando dos botes.

- **Pau d'arco de Sura Vitasan**. Tomar una cápsula después de desayuno y comida (1-1-0).

- **Kolorex**. Tomar una perla después de desayuno y comida (1-1-0) durante dos semanas, descansar cinco días y repetir.

Apoyo hepático

Es COMÚN EN LAS PERSONAS con candidiasis crónica tener el hígado comprometido debido al **abuso de antibióticos** y la sobrecarga de toxinas que llega del intestino.

❧

Los síntomas de sobrecarga del hígado incluyen todo tipo de alergias, picores de piel, dolor de cabeza, sensación de náuseas, embotamiento o resaca.

Si presentas síntomas de toxicidad hepática, puedes añadir hierbas de apoyo hepático como el **cardo mariano**, minerales como el **selenio**, o **aumentar el glutatión endógeno con sus precursores** *(ver p. 99)*.

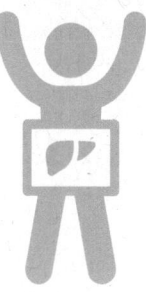

Glutatión y *Candida*

EL GLUTATIÓN APOYA la depuración hepática y renal, rompe el biofilm que rodea la *Candida* y regula el sistema inmunitario. Además, **nos aporta energía celular** y capacidad para enfrentar el estrés oxidativo.

El acetaldehído es una sustancia neurotóxica que puede tener numerosos efectos negativos en nuestra salud y bienestar. Si nuestro hígado no puede eliminar eficientemente esta toxina de nuestro cuerpo, todo nuestro organismo puede ser afectado. Esto puede conllevar **daños en la función cerebral** e incluso la muerte de células cerebrales. Además, nuestros sistemas endocrino, inmunológico y respiratorio pueden sufrir consecuencias negativas. Incluso las membranas de nuestros glóbulos rojos pueden perder su capacidad de **transportar oxígeno** por todo el cuerpo.

Durante una limpieza de cándidas, es crucial favorecer un **aumento del glutatión endógeno, ya que esto ayudará a nuestro hígado a procesar y eliminar los metabolitos generados por la cándida durante el proceso de limpieza**. Al hacerlo, prevenimos que nuestro organismo experimente síntomas de intoxicación y facilitamos el adecuado proceso de desintoxicación.

Todas las levaduras están protegidas por un tipo de escudo conocido como *biofilm*. Los biofilms hacen que sea más difícil eliminar la levadura, ya que los antifúngicos a menudo no pueden atravesarlos. Un estudio mostró que el tratamiento de pacientes con medicamentos antimicóticos como la Nistatina y el Diflucan tienen éxito hasta que las cándidas desarrollan el biofilm. **Cuando se activa el biofilm, las cándidas se vuelven altamente resistentes a los medicamentos y es muy difícil poderlas eliminar.**

Aunque muchos **antifúngicos naturales como el aceite de orégano, la nuez negra, el ajo o la berberina** pueden ser útiles para tratar la *Candida*, estos por sí mismos no son suficientes para erradicarla por completo. **Para «matar» las cándidas de manera efectiva, primero se debe romper el biofilm que las protege.**

Para que los antifúngicos hagan su trabajo correctamente, deben combinarse con un disruptor de biofilm. Este debe ser algo que pueda debilitar y destruir la matriz del biofilm. **El glutatión endógeno hace exactamente esto. Además de ser un antioxidante, también tiene poderosas propiedades antibacterianas.** Se ha comprobado que es muy eficaz en el tratamiento de numerosas **infecciones bacterianas, especialmente las del tracto respiratorio superior.** De hecho, su eficacia para erradicar el biofilm en las bacterias que causan la **bronquitis** es lo que llevó a los investigadores a probar aumentar el glutatión en pacientes de candidiasis.

Un estudio de inmunología de 2019 encontró que la enzima glutatión reductasa promueve la eliminación de hongos y suprime la inflamación durante la infección sistémica por *Candida albicans* en ratones.

Como conclusión, el glutatión es fundamental para la defensa del huésped frente a patógenos como bacterias y hongos.

Además, el glutatión fortalece el sistema inmunitario y disminuye el estrés oxidativo.

Una debilidad del sistema inmune o un exceso de estrés oxidativo pueden estar relacionados con la aparición de la candidiasis.

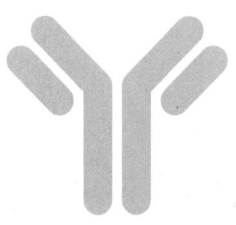

GLUTATIÓN

Ácido glutámico + **Cisteína** + Glicina

Cómo aumentar
el glutatión endógeno

EL GLUTATIÓN ES LA MOLÉCULA más abundante en el organismo después del agua y se encuentra en todas las células y tejidos. Tiene más de 1500 funciones en el organismo, entre ellas regular el sistema inmune, apoyar la desintoxicación de químicos y toxinas, aumentar la energía celular, reparar y sintetizar el ADN. Sobre todo, es el mayor antioxidante con el que contamos para frenar el efecto negativo del estrés oxidativo.

El glutatión NO se toma como suplemento nutricional pues es un tripéptido, es decir, una pequeña proteína formada por tres aminoácidos. **Su tamaño le impide atravesar la membrana celular para entrar a la célula, que es donde realiza sus funciones.** Por tanto, no te gastes dinero en suplementos de glutatión.

∾

Para formar glutatión en nuestras células, necesitamos simplemente estos tres aminoácidos de los que está formado: glicina, ácido glutámico y cisteína.

Tanto la glicina como el ácido glutámico se encuentran fácilmente disponibles en nuestra dieta, pero no ocurre así con la cisteína. **La cisteína es un aminoácido termolábil, lo que significa que le afecta la cocción y preparación de los alimentos.** Se encuentra principalmente en la leche cruda (sin pasteurizar), los huevos crudos, la carne cruda y el brócoli crudo.

La leche es difícil de consumir sin pasteurizar y tiene las contraindicaciones de su contenido alto en caseína y lactosa. La carne cruda y los huevos crudos no son alimentos que vayamos a incorporar en la dieta de forma habitual. Más adelante encontrarás recetas con brócoli crudo *(ver p. 194)* para maximizar la ingesta de cisteína. La cisteína es un aminoácido muy delicado y **le pueden afectar los ácidos del estómago**, con lo cual nuestra absorción de cisteína puede verse comprometida y, por tanto, nuestra producción endógena de glutatión.

∾

Para aumentar nuestra producción endógena de glutatión, necesitamos una fuente de CISTEÍNA protegida para su absorción, lo que se denomina cisteína bioactiva consolidada. Esto se encuentra en un suero lácteo bajo en caseína y lactosa llamado Immunocal.

Immunocal es la proteína de más alto valor biológico (160; para que te hagas una idea, el huevo tiene 100) y nos aporta cisteína bioactiva enlazada, a una dosis aproximada de unos 387-400 mg por sobre de Immunocal.

La toma diaria de uno o dos sobres de Immunocal equivale a unos 10 a 20 g de proteína de muy alto valor biológico y unos 400-800 mg de cisteína enlazada. **Con esta cisteína, nuestro organismo va a poder fabricar glutatión intracelularmente**, con los beneficios que esto conlleva para el tratamiento anticándida y nuestra salud.

Para tomar los sobres de Immunocal, debes disolverlos en **bebida fría**, utilizando 30 ml de líquido para un sobre y 60 ml si tomas dos sobres. La bebida puede ser agua, bebida vegetal, kéfir de agua o de coco. En los anexos *(ver p. 203)* encontrarás un video de cómo hacer la mezcla correctamente. Immunocal es una forma de administrar la cisteína bioactiva, y para proteger la absorción, es recomendable **tomarlo con el estómago vacío**, puede ser media hora antes de una comida o también dos horas después de las comidas.

Aquí tienes un enlace para **comprar Immunocal** con un **código de descuento**.
https://www.immunotec.com/es-ES/improve/products/immunocal

2.26

Síntomas de *die-off*

EL *DIE-OFF,* O REACCIÓN DE HERXHEIMER, es un término utilizado para describir los síntomas temporales que pueden ocurrir durante el tratamiento de la candidiasis u otras infecciones. **Estos síntomas pueden aparecer cuando los hongos y las bacterias mueren rápidamente y liberan toxinas en el cuerpo.**

Algunos posibles **síntomas de *die-off*** en la candidiasis incluyen: fatiga, dolores de cabeza, dolor muscular y articular, náuseas, diarrea, erupciones cutáneas, aumento de los síntomas de la candidiasis, sudoración excesiva, confusión mental y cambios de humor.

Es importante tener en cuenta que **no todas las personas presentan estos síntomas**, y que la intensidad y duración pueden variar. Si experimentas síntomas de *die-off,* es recomendable informar a tu nutricionista o profesional de la salud para recibir **orientación adecuada**.

Es fundamental diferenciar los síntomas de *die-off* de una reacción adversa al tratamiento o de una exacerbación de los síntomas de la candidiasis. **Para evitar los síntomas de *die-off,* es muy recomendable aumentar el glutatión endógeno para apoyar la desintoxicación de toxinas o tomar hierbas de apoyo hepático.**

Minerales y vitaminas en la candidiasis

AL PRESCINDIR DE AZÚCARES y estimulantes, los primeros días puedes notar (en algunos casos) más cansancio y bajadas de glucosa, pero esto mejora rápidamente una vez el organismo se habitúa a no depender de azúcares rápidos como los endulzantes altos en glucosa o los carbohidratos refinados. **Para aquellos con gran dependencia de estos estimulantes, se recomiendan los siguientes suplementos si experimentas cansancio los primeros días de dieta o muchos deseos de dulce**:

- **B-Complex 50 de Solaray** o **Archturus**, 1 con el desayuno.

- **Cromo GTF de Lamberts**, 1 con el desayuno.

Se ha encontrado que **la deficiencia de magnesio es común** en la infección con *Candida* y que los pacientes con esta afección son vulnerables a sufrir pérdidas excesivas de magnesio a través de los riñones. Recomiendo el uso de una buena fuente de magnesio orgánico, como el **citrato de magnesio**, en una dosis de unos 100 o 200 mg al día.

Los **niveles elevados de estrógenos** llevan a un aumento de los niveles en suero de cobre y desencadenan un incremento de la proteína ceruloplasmina, que transporta el cobre. El **síndrome premenstrual** que muchas mujeres experimentan antes del periodo coincide con los **niveles más elevados de cobre en suero** y suele ser el momento en el que más se acrecientan los síntomas vaginales de la candidiasis.

Entre las **fuentes medioambientales de cobre** que pueden contribuir a una ingesta excesiva en humanos se encuentran el **agua** para beber y cocinar que viene de tuberías de cobre y el agua que ha sido almacenada en tanques de cobre o calentadores de agua. El cobre se disuelve en el agua de los embalses y se usa consecuentemente para consumo humano. El uso de **fungicidas y pesticidas de cobre en la agricultura** y la jardinería también contribuye al exceso de cobre, al igual que el uso de cacerolas de cobre. Las máquinas automáticas dispensadoras de bebidas carbonatadas también han sido implicadas, pues tienen partes hechas de cobre.

El cobre puede estar acumulándose en el hígado y, en cambio, estar en niveles normales o incluso bajos en sangre. Es común que haya niveles bajos de cobre y ceruloplasmina en sangre y, a la vez, acumulación de cobre en el hígado. **Para reequilibrar los niveles de cobre** excesivos y devolver el cobre circulante a la sangre, **es necesario tomar suplementos de zinc** y manganeso, especialmente para aquellas mujeres que sufren de síndrome premenstrual o que empeoran sus síntomas antes del periodo.

En estos casos, se puede usar **High zinc and manganese Formula 1 de Archturus**. Este complemento lleva también dosis de 200 mg de citrato de magnesio, vitaminas B y todos los microminerales a excepción del cobre, con dosis especialmente elevadas de zinc y manganeso.

- **High zinc and manganese Formula 1 de Archturus**, 3 cápsulas después del desayuno y 3 cápsulas después de la cena (3-0-3) durante tres meses.

  https://archturus.co.uk/product/high-zinc-manganese-formula-1-180/ Lo puedes pedir enviando un correo a orders@archturus.co.uk e indicando el código de descuento EPEREA

- Otra opción si no puedes encontrar el de Archturus es tomar un suplemento de 20-25 mg de **zinc** en forma de **citrato** o **gluconato durante la semana previa a la regla.**

De nuevo, **el glutatión endógeno puede ayudar a movilizar el cobre que se acumula en el hígado y reequilibrar los niveles de cobre, zinc y ceruloplasmina.**

- En este caso, recomendamos 1 sobre de **Immunocal** y 1 sobre de **Immunocal Platinum** al día.

  https://www.immunotec.com/es-ES/improve/products/cs-paquete-salud-duo

2.28

Tratamiento tópico para molestias vaginales, balanitis y candidiasis bucal

Lavados vaginales

Se pueden hacer dos o tres veces al día, o dos o tres veces a la semana.

Mezcla medio vaso de agua destilada o agua embotellada templada con 2 cucharadas de **vinagre de manzana** (o alternativamente una cucharadita de bicarbonato), 3 gotas de aceite esencial de **lavanda** y 3 gotas de aceite de **árbol del té**. Introduce la mezcla en la vagina con una jeringa de 60 ml o un irrigador vaginal e intenta retenerla unos minutos tumbada boca arriba.

Puedes usar **aceite de coco** como lubricante y para hidratar la zona. Si hay mucho picor o inflamación, el **aceite de andiroba** de Omamori es una buena opción.

No recomiendo el uso de **probióticos** a nivel vaginal hasta que estés terminando el tratamiento, ya que pueden provocar una reacción con agravamiento de los síntomas.

- **Ácido bórico:** el ácido bórico ha sido utilizado como tratamiento tópico para algunas infecciones por hongos, incluida la candidiasis vaginal. Sin embargo, su uso y seguridad deben ser evaluados con precaución y bajo la supervisión de un profesional de la salud.

Este compuesto puede tener propiedades antifúngicas que ayudan a combatir la *Candida albicans*. Se ha utilizado en forma de supositorios vaginales o diluido en agua para enjuagues vaginales. No obstante, **es importante que la concentración y la duración del tratamiento sean determinadas por un médico, ya que el uso inadecuado o prolongado puede causar irritación y otros efectos adversos**.

Además, el ácido bórico no está recomendado para mujeres embarazadas, personas con heridas o úlceras abiertas en el área vaginal, ni para aquellos con antecedentes de alergias o sensibilidad a este compuesto.

Balanitis

La balanitis es una inflamación del glande del pene que puede provocar dolor, enrojecimiento y picazón. Aunque **la candidiasis intestinal no se contagia**, cuando hay molestias e irritación en la zona genital, los síntomas pueden transmitirse por contacto íntimo, causando irritación y picor. Se recomienda que ambos miembros de la pareja se traten simultáneamente si tienen síntomas.

Para tratarla de manera natural, se pueden utilizar tópicos como el aceite de coco, que posee propiedades antimicrobianas y antiinflamatorias. El aloe vera también es beneficioso, ya que ayuda a calmar la piel irritada y reducir la inflamación; puede aplicarse en forma de crema o gel. Además, una infusión de manzanilla aplicada con una compresa puede aliviar el enrojecimiento y la irritación. Es esencial mantener una buena higiene, secando bien el área después del lavado. Evitar jabones perfumados y productos irritantes es fundamental para la recuperación y prevención.

Candidiasis bucal

Para tratar la candidiasis bucal de forma natural, se pueden utilizar varios remedios efectivos:

- **Aceite de coco:** posee propiedades antifúngicas naturales. Se recomienda enjuagar la boca con una cucharada de aceite de coco durante 10-15 minutos, una práctica conocida como *oil pulling*.

- **Oral Flora de Solaray:** tomar 1 comprimido masticable al día ayuda a mantener el equilibrio de la flora bacteriana en la boca y la garganta.

- **Vinagre de manzana:** mezcla una cucharada en un vaso de agua y enjuaga la boca para restablecer el pH natural de la boca, creando un ambiente menos favorable para el hongo.

- **Bicarbonato de sodio:** realizar enjuagues con una solución de bicarbonato y agua puede aliviar los síntomas y reducir la proliferación de *Candida*.

Es importante mantener una buena higiene oral. Lávate los dientes con tu pasta habitual, preferiblemente sin flúor, y añade un poco de Immunocal para corregir el pH, reducir la irritación y aumentar las defensas en la boca.

Cuidado e higiene íntima

El cuidado e higiene íntima para personas con candidiasis vaginal es esencial para aliviar síntomas y prevenir recurrencias. Aquí hay algunas recomendaciones de cuidado íntimo:

1. **Limpieza de la zona vaginal:** Utilizar agua tibia y un jabón natural. Recomiendo el jabón de Alepo sin fragancia, un jabón tradicional hecho a base de aceite de oliva y aceite de laurel, originario de Alepo en Siria. Este jabón, con más de 2.000 años de historia, proporciona propiedades hidratantes y suavizantes gracias al aceite de oliva, y propiedades antisépticas y desinfectantes gracias al aceite de laurel.

2. **Geles de limpieza naturales:** Utilizar geles de limpieza naturales a base de ingredientes orgánicos, que se utilizan normalmente para tatuajes *(ver p. 203)* y son recomendables para zonas abiertas o muy irritadas.

Productos de uso menstrual

- **Tampones:** Durante un episodio de candidiasis, limitar el uso de tampones ya que pueden retener humedad y crear un ambiente favorable para el crecimiento de levaduras. Si es necesario usarlos, cambiarlos frecuentemente (cada 4-6 horas) y optar por tampones de algodón 100 %, evitando los perfumados.

- **Compresas:** Elegir compresas **de algodón** o materiales naturales y sin fragancia para minimizar la irritación. Cambiarlas regularmente para mantener la zona seca. Las compresas reutilizables **de tela** pueden ser una opción saludable y ecológica, siempre y cuando se laven adecuadamente y se sequen completamente.

- **Copa menstrual:** La copa menstrual puede ser la mejor alternativa ya que no absorbe la humedad, pero se debe mantener una **higiene rigurosa**. Lavar la copa con agua y un jabón suave, hirviéndola al menos una vez al mes para esterilizarla. Durante un episodio de candidiasis, revisarla y limpiarla más frecuentemente.

Ropa interior

- Usar ropa interior de **algodón** y evitar prendas ajustadas que puedan retener humedad.

- Cambiar la ropa interior diariamente y lavarla con **detergentes suaves, sin fragancias**.

- Evitar el uso prolongado de **ropa húmeda**, como trajes de baño o ropa de gimnasia, para prevenir la proliferación de hongos.

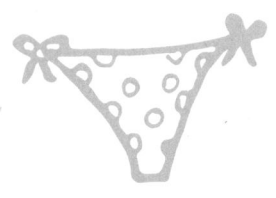

Técnicas de relajación

LA RESPIRACIÓN ABDOMINAL, o diafragmática, es una forma poderosa de disminuir el estrés al activar los centros de relajación del cerebro. La expansión abdominal genera una presión negativa que impulsa la sangre al pecho, mejorando su flujo hacia el corazón.

- **Busca un lugar confortable** para sentarte o recostarte con los pies levemente separados y **coloca una mano en el abdomen cerca del ombligo y la otra sobre el pecho**.
- **Exhala suavemente por la boca, inhala despacio por la nariz contando hasta 4**, expandiendo ligeramente tu abdomen y concéntrate en la respiración. A medida que inhalas, imagina una corriente de aire cálida fluyendo por tu cuerpo y contén la respiración durante al menos 4 segundos, pero no más de 7.
- **Exhala lentamente por la boca mientras cuentas hasta 8**. Contrae suavemente los músculos abdominales para exhalar completamente el resto del aire de tus pulmones.
- **Repite el proceso cinco veces** hasta sentirte profundamente relajado. Al principio, quizá solo puedas repetirlo una o dos veces. Una vez que domines la respiración abdominal, no será necesario que coloques tus manos en el abdomen y el pecho.

Puedes obtener el beneficio adicional de bajar la presión sanguínea al **colocar la lengua en el cielo del paladar,** justo detrás de los dientes.

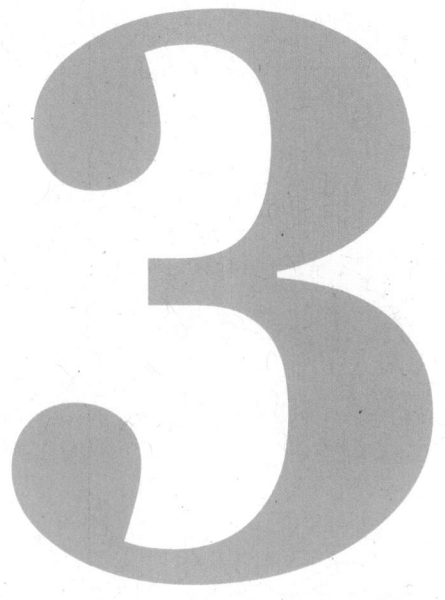

Repoblar
y regenerar

Finalizando el tratamiento

¿Cuánto tiempo dura el tratamiento?

EL TIEMPO MEDIO para un tratamiento anticándida suele ser de al menos cinco meses de dieta y al menos tres meses de suplementación con antifúngicos. Sin embargo, la duración dependerá sobre todo de la evolución de los síntomas. En cualquier caso, **la dieta debe seguirse durante un mínimo de cinco meses**.

Una vez que han pasado los **tres meses de antifúngicos** y siempre y cuando nos vayamos encontrando mejor y con menos sintomatología, ya podemos iniciar las fases de repoblar y regenerar la mucosa intestinal.

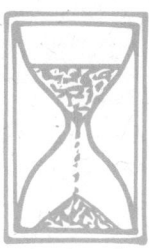

REPOBLAR:
apoyar la microbiota

El *LACTOBACILLUS BULGARICUS*, que es solo un habitante **transitorio**, posee una mayor acción inmunológica. Este efecto se ve en un aumento de los glóbulos blancos. Puede ser que el beneficio inmunológico de *L. bulgaricus* sea el motivo por el que sus efectos se notan particularmente en los desórdenes gastrointestinales, disbiosis intestinal, diarrea y síndrome del colon irritable. También se sugiere que *L. bulgaricus* está asociado con los efectos antifúngicos del tratamiento de la flora intestinal (contra la *Candida albicans* y otras infecciones fúngicas).

En el caso del *Lactobacillus acidophilus* y las bifidobacterias, el objetivo es asegurarse una implantación más o menos **permanente** en los intestinos, es decir, la formación de una colonia de bacterias probióticas. En el caso del *Lactobacillus bulgaricus,* el objetivo es más **transitorio** dado que este organismo no se implanta. *Lactobacillus rhamnosus* y *Lactobacillus casei* son predominantes en la flora vaginal y generan ácido láctico.

RECOMENDACIONES PARA REPOBLAR LA MICROBIOTA

— Una **dieta libre de azúcares refinados**, y alta en vegetales y fibra, favorece la microbiota beneficiosa.

— **Aumentar los ácidos grasos de cadena corta como el butirato** favorece un buen ambiente intestinal y un pH correcto para la microbiota. Las células epiteliales del intestino se alimentan de butirato como fuente de energía. Al mejorar la salud y la función de estas células, el butirato **puede ayudar a fortalecer la barrera intestinal** y prevenir la penetración de patógenos como *Candida albicans*.

  Te recomiendo consumir alimentos altos en butirato como la **mantequilla** *ghee* o un suplemento de butirato.

— **Repoblar la flora con** una buena suplementación de **probióticos** de diversas cepas, pero siempre que contengan sobre todo *Bifidobacterium bifidum* y *Lactobacillus acidophilus,* que son los que mejor van a recolonizar el tracto intestinal.

  Te recomiendo:

  - **Pro-Recovery de Sura Vitasan**, tomar 1 cápsula al día fuera de comidas.

  - **FéminaFlor Oral de Sura Vitasan**, 1-2 cápsulas al día, fuera de comidas. Especialmente recomendable si tienes síntomas vaginales.

  - **Probio 3+ de Immunotec**, tomar 1-2 cápsulas al día fuera de comidas. Sobre todo es recomendable si tienes molestias urinarias.

La toma de probióticos puede durar hasta un año, dependiendo de cuán dañada esté la flora. Si has tomado antibióticos antes de los dos años, es probable que tengas una microbiota muy debilitada y necesites tomar probióticos de manera continuada durante al menos un año.

3·3

REGENERAR
la mucosa intestinal

AL TERMINAR EL TRATAMIENTO anticándida con dieta
y suplementos antifúngicos, es importante regenerar
la mucosa intestinal con suplementos que la refuercen,
como **la glutamina, la arginina o el *Saccharomyces
boulardii*.** La **vitamina C** y la **vitamina A** también son
fundamentales para la salud de la mucosa intestinal.

**Para regenerar necesitamos aminoácidos, que son
bloques de construcción**, especialmente la **glutamina**, pero también la **cisteína**. La cisteína produce un
aumento del glutatión que favorece la regeneración de
la mucosa intestinal.

**Para reparar el muro intestinal, necesitas
tomar precursores del glutatión o el
aminoácido glutamina durante al menos
tres meses.**

— 118 —

3·4

Cómo romper la dieta

LA DIETA NO SE DEBE DEJAR DE GOLPE. Una vez comenzamos a encontrarnos mejor de los síntomas, lo primero que hacemos es **introducir más fruta en el siguiente orden**, sin incorporar varias frutas nuevas en el mismo día.

— Mandarinas, naranjas, pomelos
— Albaricoques, nectarinas, melocotones
— Plátano
— Sandía y melón
— Uvas
— Resto de frutas

Después de haber introducido las frutas, podemos añadir los siguientes alimentos:

— Vinagre de manzana
— Champiñones y setas
— Queso fresco de cabra u oveja
— Azúcar de coco

Una vez incorporados estos alimentos, y si seguimos bien y sin síntomas, podremos añadir poco a poco algo de vino de forma ocasional. Los demás alimentos como carbohidratos refinados, harinas refinadas, azúcar, miel, quesos y lácteos de vaca se podrán consumir de acuerdo a cada persona, sus síntomas y dieta, pero es mejor tomarlos solo de forma ocasional.

4

Preguntas frecuentes

- **¿Me puedo saltar la dieta?**
  A veces puede ser difícil seguir una dieta estricta todo el tiempo. Aquí tienes algunas pautas sobre cómo manejar estas situaciones para que no te causen estrés y no alteres demasiado las pautas de dieta que estás siguiendo.

  — Si estás haciendo dieta sin gluten por motivos de salud, es muy importante no saltársela en ningún momento para dejar que el sistema inmunitario pase suficiente tiempo sin reaccionar al gluten.

  — En la dieta anticándida, es crucial **evitar a toda costa el vino**, ya que puede hacer reaccionar a la *Candida* provocando síntomas molestos como dolor de cabeza o embotamiento, **y el azúcar** (tanto refinado como azúcar moreno).

- **¿Y cuando salgo a comer fuera de casa?**
  Cuando sales a comer fuera de casa, es importante evitar sobre todo bebidas alcohólicas, pan y postres.

  — Intenta evitar los quesos de vaca, aunque, si es algo muy ocasional, puedes optar por **queso fresco de cabra**.

  — Respecto a bebidas alcohólicas, lo ideal es no tomarlas y optar por alternativas como **agua con gas, infusiones o zumo de tomate**. Si deseas tomar un refresco, la **tónica** o tónica light son mejores opciones. Sin embargo, estas deben ser excepciones ocasionales, dependiendo de lo estricta que sea tu dieta.
  Pero si decides beber alcohol, estas son mis recomendaciones:

Evita las bebidas bebidas fermentadas, como vino y cerveza. En el caso de que tengas una celebración y desees beber alguna bebida alcohólica (algo que debería ser **muy ocasional**), opta por una bebida destilada como **ginebra** o **vodka** en cantidades muy moderadas, acompañada con agua con gas y lima o limón.

Si no consumes gluten, evita bebidas con gluten como la cerveza, pero puedes tomar bebidas destiladas, ya que en el proceso de destilado se elimina todo el gluten.

- **¿Voy a perder peso con la dieta anticándida?**
  Si bien seguir una dieta anticándida puede resultar en la reducción de la ingesta calórica y potencialmente en la pérdida de peso, esto no se debe necesariamente a la dieta anticándida por sí misma. La pérdida de peso **puede ser el resultado de** una restricción calórica general, una elección de alimentos más saludables y **la eliminación de alimentos procesados y azucarados de la dieta**.

  La dieta anticándida en ningún caso es una dieta para adelgazar, ya que **no se limitan las calorías ni la cantidad de alimento ingerido**. Tampoco se pide hacer una dieta baja en grasas. Sin embargo, al eliminar azúcares, gluten, reducir carbohidratos y eliminar lácteos y bebidas alcohólicas, se consigue, en muchos casos, reducir grasas, desinflamar y eliminar la retención de líquidos. **La dieta anticándida te puede desinflamar y deshinchar** pero no debería causar una pérdida de masa muscular.

- **¿Es contagiosa la candidiasis vaginal para mi pareja?**
  La candidiasis vaginal no se considera una infección contagiosa ya que **no se transmite directamente de una persona a otra a través del contacto sexual u otras formas de contacto físico**. La candidiasis vaginal es causada por un desequilibrio en la flora vaginal y por un desarreglo del sistema inmunitario, por el cual el hongo *Candida albicans* prolifera en exceso.

  Es posible que una pareja masculina pueda experimentar síntomas temporales de irritación o enrojecimiento después de tener relaciones sexuales con una mujer con candidiasis vaginal, y viceversa, pero esto generalmente se debe a la **irritación local y no a una infección activa**. Por lo tanto, si tú haces un tratamiento anticándida y tu pareja no lo hace, eso no significa que te vayas a reinfectar. Solamente si ambos tenéis un puntaje alto en el cuestionario del doctor Crook *(ver p. 51)* es necesario que los dos realicéis el tratamiento.

- **¿Qué método anticonceptivo sería recomendable con candidiasis?**
  Para mujeres con candidiasis crónica, es fundamental elegir métodos anticonceptivos que no agraven los síntomas ni alteren el equilibrio natural de la flora vaginal. A continuación, se presentan algunas recomendaciones:

  — **Métodos de barrera:** Los preservativos de látex o poliuretano son una excelente opción, ya que no interfieren con el equilibrio hormonal ni alteran la flora vaginal. Además, protegen contra infecciones de transmisión sexual (ITS).

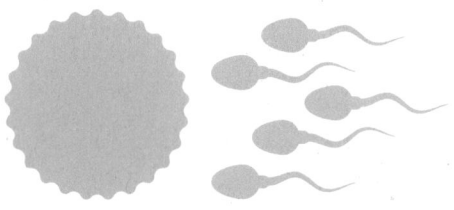

— **Dispositivos intrauterinos (DIU):** Los DIU de cobre son una alternativa efectiva y libre de hormonas, lo cual es ventajoso para evitar cambios en el pH vaginal que podrían empeorar la candidiasis. Sin embargo, el exceso de cobre puede producir síntomas premenstruales. Si usas un DIU de cobre, se recomienda tomar un suplemento de zinc que no contenga cobre para evitar el exceso de cobre.

— **Anticonceptivos hormonales de bajo impacto:** Si se prefiere un método hormonal, las opciones de bajo impacto, como las píldoras anticonceptivas con bajas dosis de estrógeno y progesterona, pueden ser adecuadas. Es esencial consultar con un ginecólogo para encontrar la formulación que minimice el riesgo de alteraciones vaginales.

— **Métodos naturales:** La planificación familiar basada en el ciclo puede ser una opción viable, aunque requiere un seguimiento riguroso y una comprensión detallada del ciclo menstrual.

- **¿Qué hago para que no vuelva la cándida?**

  La candidiasis crónica no solo se debe a una infección fúngica del hongo *Candida albicans*, que suele alojarse en las mucosas intestinales, sino también a un estado energético e inmunitario bajo del organismo, agravado por estrés, falta de sueño o desarreglos hormonales.

  Para eliminar la *Candida* no solo es necesario matarla y eliminarla del organismo. Si no corregimos nuestro estado nutricional, sistema inmunitario, pH celular y microbiota, es muy probable que vuelva a proliferar. Muchas personas sienten que el tratamiento anticándida se vuelve eterno porque, aunque mejoran, no consiguen erradicarla totalmente. Esto ocurre porque se centran únicamente en eliminar la *Candida*.

  Si conseguimos mejorar nuestro estado nutricional, aumentar nuestros niveles de glutatión, el pH intestinal y la microbiota, es posible que no necesitemos hacer una dieta tan estricta ni tomar antifúngicos durante tanto tiempo. **El tratamiento será mucho más rápido y efectivo si cambiamos al hospedador de la *Candida*, es decir, si mejoramos nuestro cuerpo tanto a nivel físico como emocional y energético.**

- **¿Me puedo tratar yo solo?**

  El paciente que empieza una dieta anticándida suele hacerlo con muchas ganas, desesperación (pues los síntomas pueden ser muy molestos) y casi siempre ansiedad. A menudo, buscando apoyo, se suele visitar foros, lo que puede ser de gran ayuda, pero a veces puede causar más desesperanza. Esto se debe a que los síntomas, tratamientos y causas de la candidiasis crónica son muy variados, y lo que a una persona le funciona muy bien, a otra puede no hacerle tanto efecto.

Es común encontrar personas que llevan mucho tiempo con la dieta y el tratamiento sin curarse del todo, lo que puede generar desesperanza. La candidiasis tiene distintos niveles de severidad y afecta a cada persona de manera muy diferente. Además, puede suceder que la misma dieta anticándida no se esté siguiendo correctamente, lo que no contribuye a la curación.

Puedes seguir las indicaciones de este libro y, en la mayoría de los casos, serás capaz de erradicar la *Candida* por ti mismo. Sin embargo, en casos concretos, más cronificados o con síntomas más complicados, o **en situaciones donde también se presente un SIBO** (sobrecrecimiento bacteriano en el intestino delgado) **o enfermedades autoinmunes, es importante contar con la ayuda de un terapeuta o profesional de la salud.**

- **¿Qué hago si tengo que tomar antibiótico?**
  Si estás buscando alternativas aquí tienes algunos **suplementos naturales efectivos** con propiedades antibióticas:

  — **Ajo**: con propiedades antimicrobianas, puede ayudar a combatir infecciones.
  — **Zinc**: de 20 a 50 mg de zinc al día, durante un periodo de máximo diez días, pueden ayudar a mejorar una infección o proceso viral.

- **Aceite de orégano**: contiene carvacrol, un compuesto antimicrobiano que puede combatir bacterias, hongos y parásitos.
- **Jengibre**: puede ayudar a combatir infecciones y tiene propiedades antiinflamatorias.
- **Vinagre de sidra de manzana**: contiene ácido acético que tiene propiedades antimicrobianas.
- **Aceite de árbol del té**: conocido por sus propiedades antibacterianas y antifúngicas.
- **Cúrcuma**: tiene propiedades antimicrobianas y antiinflamatorias.

Es importante tener en cuenta que estos remedios naturales no deben reemplazar la atención médica adecuada y **siempre se debe consultar a un profesional de la salud antes de utilizarlos**.

En caso de que no tengas más remedio que tomar antibióticos farmacéuticos, hay formas de proteger tu flora y evitar que se agraven los síntomas de candidiasis.

La *Saccharomyces boulardii* es una levadura no patógena que se utiliza comúnmente como suplemento probiótico. A diferencia de otras cepas de levaduras, la *Saccharomyces boulardii* no pertenece a la familia de *Candida* y no es perjudicial para el cuerpo humano. De hecho, se ha utilizado para ayudar a tratar y prevenir diversas afecciones gastrointestinales y no es dañada por los antibióticos. **Previene la aparición de diarreas. Eficaz frente a la candidiasis, ya que acidifica el pH intestinal, e inhibe la formación de las hifas de *Candida*, disminuyendo su adherencia y la formación de biofilms.**

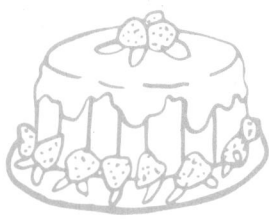

- **¿Mis ganas de dulce son porque tengo candidiasis?**
  La levadura *Candida* se alimenta de azúcar y carbohidratos refinados, lo que puede provocar un crecimiento excesivo de esta levadura en el cuerpo. Se argumenta que este crecimiento excesivo de *Candida* puede desencadenar antojos intensos de alimentos dulces y carbohidratos refinados, ya que la levadura se alimenta de estos nutrientes.

  Sin embargo, la evidencia científica es limitada y los estudios que han explorado esta relación han producido resultados mixtos. Algunos estudios sugieren que el consumo excesivo de azúcar y carbohidratos refinados puede aumentar el riesgo de infecciones por *Candida*, mientras que otros no han encontrado una asociación directa.

  Es importante recordar que los antojos de alimentos dulces también pueden estar relacionados con otros factores, como el estrés, las emociones, los hábitos alimentarios y las deficiencias nutricionales. Además, los deseos descontrolados de comer dulces pueden ser un síntoma de **trastornos de la alimentación o desequilibrios hormonales**.

- **¿Qué hago si tengo que comer en restaurantes?**
  Aquí tienes algunas recomendaciones para comer
  en diferentes tipos de restaurantes sin harinas,
  levaduras, azúcares y fermentos:

— **Restaurantes de cocina mediterránea**: puedes
  optar por carnes, pescados, legumbres y ensaladas
  con aceite de oliva virgen. Disfruta de la saludable
  comida mediterránea evitando el pan, los reboza-
  dos y los postres.

— **Restaurantes mexicanos**: elige tortillas o quesadi-
  llas de harina de maíz, frijoles, nachos y guacamole.
  En estos restaurantes hay bastantes opciones sin
  gluten. Ten cuidado con los *fast foods* mexicanos;
  es mejor ir a restaurantes tradicionales.

— **Comida tailandesa**: encontrarás bastantes opciones como sopas con leche de coco, arroz basmati,
  noodles o pad thai (normalmente hechos con pasta
  de arroz). Los restaurantes tailandeses e indios cuen-
  tan con buenas opciones de comida vegetariana o
  vegana.

— **Comida india**: opta por platos de legumbres y de
  arroz. En los restaurantes indios, es recomendable
  elegir opciones vegetarianas y evitar el pollo y la
  carne.

— **Restaurantes japoneses**: son buenas opciones los
  noodles de arroz, sushi o rolls, edamame y poke
  bol con arroz integral. Evita consumir salsa de soja
  debido a su alto contenido en sodio, su naturaleza
  fermentada y por contener trigo.

5

Programa
anticándida

Suplementos y recomendaciones

● **Primera semana: eliminar**

En primer lugar, quiero daros la bienvenida a esta aventura en la que vais a comenzar una dieta libre, principalmente, de **estimulantes** como azúcares, café, cafeína, bebidas alcohólicas o refrescos azucarados. Al eliminar estos productos, es posible que durante los primeros días algunos notéis más cansancio y bajadas de glucosa, pero esto mejorará en cuanto el organismo se habitúe a no depender de **azúcares rápidos** como los endulzantes altos en glucosa o los carbohidratos refinados.

Si soléis tomar más de un café al día o nunca habéis prescindido de él, os propongo una receta de **café con cardamomo** *(bulletproof coffee, ver p. 159)*, ya que afecta menos al sistema nervioso y al hígado. Sin embargo, si no sois consumidores habituales de café, es mejor evitarlo por completo. En su lugar, podéis tomar infusiones como té rojo, té verde, rooibos o infusiones de hierbas sin problema, ya sea entre horas o en el desayuno. También os recomiendo la **leche dorada** *(ver p. 158)*, una bebida vegetal con cúrcuma y aceite de coco.

En cualquier caso, es importante que **el desayuno se haga sin café**. Si lo tomáis, debería ser a media mañana, una vez hayáis desayunado sin café. Para el desayuno, se recomienda consumir infusiones o tés sin teína, preferiblemente.

Para ayudar a alcalinizar el organismo, te sugiero que tomes un **vaso de agua templada con un chorrito de limón** (unas gotas son suficientes) antes del desayuno, todos los días.

Si tienes antojos de dulce o cafeína, te recomiendo añadir **cromo** y **vitaminas del grupo B**, como se indica en la *p. 103.*

Desde la primera semana, recomendamos tomar **Immunocal** (caja azul)**, un sobre al día, junto con Booster Optimizer** (caja verde). Immunocal es un nutracéutico, una proteína de alto valor biológico que contiene precursores de glutatión (cisteína enlazada). El Booster Optimizer contiene 50 frutas y verduras con un alto contenido en fitonutrientes, lo que ayudará a regular el sistema digestivo e intestinal y a reducir el deseo de dulces y estimulantes. Ambos productos se toman a media mañana o media hora antes de la comida. Puedes **mezclarlos siguiendo las instrucciones del video** *(ver p. 203)* y, si lo deseas, añadir kéfir de cabra o de coco, de esta forma está muy rico.

Si fumas **tabaco** habitualmente, sería recomendable reducir su consumo durante el tratamiento, aprovechando los beneficios de la dieta. El aumento del glutatión también puede ayudarte a reducir la dependencia del tabaco y el café, ya que se ha demostrado que disminuye las adicciones.

Es muy importante que no padezcas **estreñimiento** durante estas cuatro semanas. Si experimentas este síntoma, toma una cucharadita colmada de **cáscara**

de psyllium en polvo, diluida en un vaso grande de agua, durante el desayuno.

Esta dieta no es un tratamiento para problemas digestivos ni del sistema nervioso. Si experimentas síntomas específicos, deberías consultar a un médico o nutricionista que pueda hacer un **seguimiento personalizado** de tu caso.

● **Segunda semana: incorporación de antifúngicos**

A partir de la segunda semana, ya puedes añadir antifúngicos, antiparasitarios o antibióticos naturales, según tus síntomas y lo indicado en las *pp. 92-94*.

El tratamiento con **antifúngicos naturales** debería mantenerse durante dos o tres meses, dependiendo de la evolución y de cuánto lleves con la candidiasis cronificada.

Si tienes **síntomas intensos de síndrome premenstrual**, o si tus síntomas de cándida se agravan durante la ovulación o justo antes de la menstruación, añade suplementos de **zinc** y **magnesio** *(pp. 103-105)*.

Este tratamiento con suplementos de **zinc, magnesio, vitaminas B** (opcional), **Immunocal** y **antifúngicos** debería mantenerse durante al menos dos o tres meses.

• Cuarto mes: repoblar

A partir del cuarto mes, y si la evolución ha sido favorable, puedes comenzar a **repoblar la flora intestinal**. En este punto, dejamos los antifúngicos y añadimos un **probiótico** *(pp. 116-117)*. Mantenemos el **Immunocal** (caja azul) con un sobre al día y tomamos el probiótico justo antes del Immunocal, ambos a primera hora de la mañana.

• Quinto mes: regenerar

Ahora nos enfocamos en **regenerar el intestino y fortalecer el sistema inmunológico** para evitar que la cándida regrese. Este es nuestro objetivo final: eliminar los síntomas de la candidiasis y prevenir su reaparición. Dedicaremos 3-4 meses a la regeneración intestinal.

Mantendremos la toma de **probióticos** durante tres meses más. Te recomiendo rotar entre los distintos probióticos que sugiero.

También continuaremos con Immunocal como precursor del glutatión durante tres meses adicionales. **El glutatión ayuda a restaurar la mucina,** que recubre el muro intestinal, importante para nuestras defensas y para mantener un ambiente favorable para la microbiota intestinal.

Además, te recomiendo la toma de **vitamina A** (5000 UI), por ejemplo de Solgar, una cápsula al día durante uno o dos meses. Alternativamente, puedes tomar **L-glutamina** en polvo (Lamberts o Vitobest), una cucharadita de 4 g diluida en agua antes de dormir, durante dos meses.

La **L-glutamina** ayuda a reparar y mantener la integridad de la mucosa intestinal, **reduciendo la permeabilidad intestinal** (también conocida como «intestino permeable»). Además, la L-glutamina promueve un entorno más saludable, donde el sistema inmunológico puede controlar mejor el crecimiento excesivo de hongos. También se sugiere que la L-glutamina apoya el equilibrio de las bacterias beneficiosas en el intestino, contribuyendo a mantener bajo control la proliferación de *Candida*, y mejora la digestión y la absorción de nutrientes.

La **vitamina A** desempeña un papel esencial en el tratamiento de la candidiasis, ya que **fortalece el sistema inmunológico** y **mantiene la salud de las mucosas** en el intestino, la boca y los genitales, áreas donde la *Candida* tiende a proliferar. Esta vitamina es crucial para la integridad de las barreras epiteliales que recubren estas superficies, ayudando a prevenir que el hongo invada los tejidos. Además, estimula la producción y función de los linfocitos T y otras células inmunitarias, mejorando la capacidad del cuerpo para combatir infecciones, incluidas las causadas por el crecimiento excesivo de *Candida*.

Programa de salud intestinal para 7 días

Te presento un **plan semanal** con opciones tanto vegetarianas como no vegetarianas, acompañado de una **lista de la compra y recetas sencillas** *(ver p. 151).* Una forma práctica de apoyar tu salud digestiva con comidas nutritivas y equilibradas.

Semana vegetariana	Lunes	Martes	Miércoles
Desayuno	Pudding de semillas de chía con bayas	Pan con aguacate y tomate	Granola de coco y frutos secos, con yogur
Comida	Arroz con almendras y guisantes	Berenjenas rellenas de quinoa	Hamburguesas de quinoa y maíz *
Cena	Hamburguesas de quinoa y maíz *	Huevos revueltos con vegetales *	Ensalada de lentejas con menta

Semana no vegetariana	Lunes	Martes	Miércoles
Desayuno	Pudding de semillas de chía con bayas	Pan con aguacate y jamón ■	Granola de coco y frutos secos, con yogur
Comida	Pollo con albahaca y arroz ■	Berenjenas rellenas de quinoa	Hamburguesas de quinoa y maíz *
Cena	Hamburguesas de quinoa y maíz *	Huevos revueltos con vegetales *	Calamares con ensalada de rúcula ●

Recetas con
- **carne**
- **pescado**
- **huevo**

Las recetas **resaltadas en gris** son aquellas que se van a utilizar nuevamente, ya sea porque se repiten o porque las puedes dejar congeladas para otro día. Puedes prepararlas para 2 personas y congelarlas, o bien repetir la receta al día siguiente.

Jueves	Viernes	Sábado	Domingo
Pan con aguacate y tomate	Pudding de semillas de chía con bayas	Crepes sin gluten *	Granola de coco y frutos secos
Dhaal indio con arroz integral	Tabulé de brócoli con tofu	Pimientos rojos rellenos con arroz	Kasha con remolacha
Hummus picante con crackers de maíz	Crema de zanahoria y coco	Nabos al curry en fritura *	Dhaal indio con arroz integral

Jueves	Viernes	Sábado	Domingo
Pan con aguacate y jamón ■	Pudding de semillas de chía con bayas	Crepes sin gluten *	Granola de coco y frutos secos
Dhaal indio con arroz integral	Pechuga de pato con tabulé de brócoli ■	Verduras asadas con quinoa	Sardinas con tubérculos ●
Gambas picantes con aguacate ●	Crema de zanahoria y coco	Nabos al curry en fritura *	Dhaal indio con arroz integral

Lista de la compra

A. Programa anticándida vegetariano

4 o 5 limones

1 lima

Bayas congeladas o frescas (frambuesas, arándanos, grosellas)

1 aguacate

1 bolsa de espinacas baby

1 bolsa de rúcula

5 zanahorias medianas

½ cabeza de brócoli

4 ramas de apio

3 cebollas rojas

2 pimientos rojos *(1 si es para una persona)*

1 pimiento verde

1 calabacín pequeño

2 puerros

1 cabeza de ajos

300 g de nabo

1 tomate grande

1 berenjena grande *(media si es para una persona)*

1 taza de judías verdes

1 manojo de espárragos o 1 calabacín/guisantes

1 cebolleta

200 g de remolacha cruda

Un manojo de rabanitos

Un manojo de perejil fresco

Un puñado de albahaca fresca picada

Un puñado de cilantro fresco

Hojas de menta frescas

1 chili rojo

1 trozo de jengibre fresco

7 huevos bio *(si es para una persona, usar 4 huevos)*

3 yogures naturales de cabra, coco o soja bio natural

1 bote de cristal de maíz en grano o maíz congelado *(sin azúcar añadido)*

100 g de nueces

½ taza de piñones

2 tazas de frutos secos crudos mezclados (almendras, avellanas y anacardos o nueces)

1 paquete de almendras fileteadas

1 bote de 400 g de judías blancas cocidas

1 bote de garbanzos cocidos

1 paquete de guisantes congelados

1 litro de leche de coco

1 litro de leche de almendras o de anacardos

Coco en copos (3 o 4 cucharadas)

Aceitunas negras

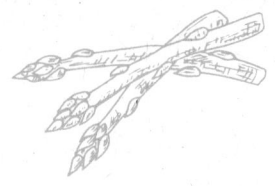

Alimentos que debemos tener siempre a mano

250 g de semillas de chía
250 g de copos de avena gruesos
Semillas de calabaza
Lentejas rojas
Tahini
Quinoa
Arroz integral
Trigo sarraceno en grano
1 botella de 250 ml de aceite de lino
Caldo vegetal envasado o casero
Pimienta negra
Sal marina o del Himalaya *(opcional)*
Aceite de coco
Mantequilla *ghee*
Aceite de oliva virgen extra
Eneldo fresco o envasado
Coco rallado
Vainilla en polvo
Canela en polvo
Comino en polvo
Pimienta de cayena
Curry en polvo
Cúrcuma en polvo
Jengibre en polvo
Nuez moscada
Chili en polvo
Chinese 5 Spice en polvo
Estevia en polvo o xilitol *(opcional)*
Harina de maíz
Harina de coco
Harina de arroz integral
Bicarbonato

Para los extras (opcionales)

- **Panecillos sin gluten con semillas:** psyllium en polvo, semillas de sésamo, semillas de lino, semillas de calabaza, semillas de girasol, harina de coco, avena sin gluten, harina de arroz, aceite de oliva.

- **Frutos secos activados:** 2 tazas de nueces, 2 tazas de almendras crudas, canela molida, cilantro en polvo, comino molido, cúrcuma en polvo.

- **Pesto:** albahaca fresca, ¼ taza de piñones, ½ taza de nueces picadas, ½ taza de almendras, 3 dientes de ajo, pimienta negra.

- **Mermelada de frambuesas:** 1 taza de frambuesas (frescas o congeladas), semillas de chía, estevia o sirope de yacón.

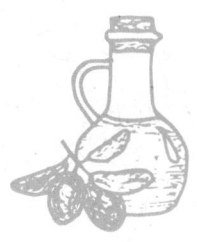

B. Programa anticándida no vegetariano

4 o 5 limones

1 lima

Bayas congeladas o frescas (frambuesas, arándanos, grosellas)

2 aguacates

1 bolsa de espinacas baby

1 bolsa de rúcula

5 zanahorias medianas

½ cabeza de brócoli

2 ramas de apio

3 cebollas rojas

2 calabacines medianos

1 puerro

1 cabeza de ajos

300 g de nabo

1 tomate grande

2 berenjenas medianas

1 pepino

1 remolacha cruda

1 taza y media de judías verdes

1 manojo de espárragos / calabacín o guisantes

2 cebolletas

1 pera o 3 rabanitos

Un manojo de perejil fresco

Un puñado de albahaca fresca picada

Un puñado de cilantro fresco

Hojas de menta frescas

1 chili rojo

1 trozo de jengibre fresco

100 g de jamón ibérico

7 huevos bio *(si es para una persona, usar 4 huevos)*

8 sardinas frescas

200 g de calamares en anillas *(para el miércoles)*

200 g de gambas crudas o cocinadas (*)

2 pechugas de pollo (*)

2 pechugas de pato (*) *(para el viernes)*

3 yogures naturales de cabra, coco natural o soja bio natural

Alioli o guacamole (una taza) (**)

1 bote de cristal de maíz en grano o maíz congelado *(sin azúcar añadido)*

50 g de nueces

2 tazas de frutos secos crudos mezclados (almendras, avellanas y anacardos o nueces)

1 bote de 400 g de judías blancas cocidas

1 litro de leche de coco

1 litro de leche de almendras o de anacardos

Coco en copos *(3 o 4 cucharadas)*

Aceitunas negras

(*) Si la receta es para una sola persona, la cantidad necesaria de estos alimentos es la mitad de lo indicado.

(**) El guacamole se puede preparar batiendo medio aguacate con cebolleta picada, cilantro fresco y zumo de lima. El alioli se puede comprar ya hecho (sin vinagre).

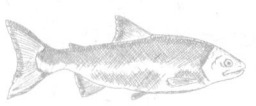

Alimentos que debemos tener siempre a mano

Semillas de chía

Copos de avena gruesos

Semillas de calabaza

Lentejas rojas

Tahini

Quinoa

Arroz integral

Trigo sarraceno en grano

1 botella de 250 ml de aceite de lino

Caldo de pollo o vegetal envasado o hecho en casa

Pimienta negra

Sal marina o del Himalaya *(opcional)*

Aceite de coco

Mantequilla *ghee*

Aceite de oliva virgen extra

Eneldo fresco o envasado

Coco rallado

Vainilla en polvo

Canela en polvo

Comino en polvo

Pimienta de cayena

Curry en polvo

Cúrcuma en polvo

Jengibre en polvo

Nuez moscada

Chili en polvo

Chinese 5 Spice en polvo

Estevia en polvo o xilitol *(opcional)*

Harina de maíz

Harina de coco

Harina de arroz integral

Bicarbonato

Para los extras (opcionales)

- **Panecillos sin gluten con semillas:** psyllium en polvo, semillas de sésamo, semillas de lino, semillas de calabaza, semillas de girasol, harina de coco, avena sin gluten, harina de arroz, aceite de oliva.

- **Frutos secos activados:** 2 tazas de nueces, 2 tazas de almendras crudas, canela molida, cilantro molido, comino molido, cúrcuma en polvo.

- **Mermelada de frambuesas:** 1 taza de frambuesas (frescas o congeladas), semillas de chía, estevia o sirope de yacón.

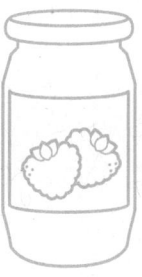

Recetas
anticándida

Las cantidades están calculadas
*para **dos personas***

Desayunos

Lo más complicado al empezar una dieta sin harinas, levaduras, azúcares y fermentos es encontrar opciones para el desayuno. Mi recomendación es **variar los desayunos**. Aquí os dejo tres opciones muy recomendables para alternar. Los crepes son sabrosos y pueden sustituir al pan. La granola, una de mis favoritas, contiene coco y frutos secos, tiene un ligero sabor dulce y está deliciosa con yogur natural. Por último, si tomas arroz integral en el desayuno, aumentarás la fibra en tu dieta y disfrutarás de un desayuno saciante y delicioso.

Crepes de trigo sarraceno con arándanos

Ingredientes secos

¾ taza de harina de trigo sarraceno

½ taza de harina de arroz integral

⅓ taza de harina de maíz

2 cucharaditas de bicarbonato

2 cucharadas de xilitol o 1 cucharadita de estevia

Una pizca de sal *(opcional)*

Ingredientes húmedos

¾ taza de leche de coco

2 cucharadas de aceite de oliva o aceite de sésamo

1 huevo

Para cocinar

Aceite de coco o mantequilla para la sartén

Ingredientes para servir

Arándanos frescos o frambuesas

Yogur natural de coco

1. Coloca los ingredientes secos en un bol y mézclalos bien. Añade los ingredientes húmedos a los secos y bate bien hasta que se combinen y no haya grumos. Deja la mezcla reposar a temperatura ambiente durante 30 minutos.

2. Calienta una sartén a fuego medio y añade aceite de coco o mantequilla. Llena un cuarto de taza con la mezcla y viértela en la sartén caliente, cocinando de 1-2 minutos por cada lado. Repite con el resto de la mezcla, reengrasando la sartén con cada crepe según sea necesario. Salen unos 7-8 crepes.

3. Sirve con arándanos frescos o frambuesas y/o yogur natural de coco.

Granola de coco y frutos secos

3 cucharadas de aceite de coco

3 cucharadas de coco en copos

2 tazas de frutos secos mezclados (almendras, avellanas y anacardos o nueces)

2 cucharadas de semillas de chía

1 cucharadita de canela en polvo

Yogur natural de coco o kéfir de cabra para servir

1. Pica los frutos secos en trocitos. Mezcla los frutos secos con las semillas de chía y el coco en una bandeja de horno previamente forrada con papel de horno.

Añade la canela en polvo y unta bien la mezcla con el aceite de coco previamente fundido.

2. Hornea a 150 °C durante 25 minutos, removiendo ocasionalmente. Deja enfriar y guarda en un bote con tapa; la granola dura hasta 2 semanas.

3. Sirve en el desayuno con kéfir de cabra o yogur natural de coco. También se puede tomar entre horas como merienda o a media mañana.

Pudin de chía con bayas y anacardos

½ taza de semillas de chía
1 ½ taza de leche de anacardos o almendras
¼ taza de bayas mixtas congeladas
½ cucharadita de vainilla en polvo
Estevia o xilitol al gusto
Yogur natural de cabra o de soja, para servir

1. Combina todos los ingredientes, excepto las bayas, en un bol y deja reposar durante media hora.

2. Divide la mezcla en dos recipientes o vasos.

3. Coloca las bayas por encima y sirve con yogur natural de cabra o de soja.

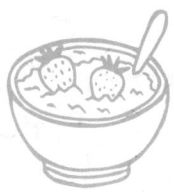

Pudin de arroz integral

Esta receta es aconsejable para personas que comen a menudo fuera de casa y no encuentran el momento para comer arroz integral.

½ taza de arroz integral

1 taza de leche vegetal (coco o almendras)

¼ taza de agua

1 cucharadita de canela

½ cucharadita de nuez moscada

4-6 cucharadas de crema de coco

1 cucharada de xilitol *(opcional)*

Canela molida

> ❧ *El arroz integral tarda mucho más en cocinarse que el arroz blanco, así que déjalo cocer al menos 25 minutos a fuego lento. Con la leche de coco se consigue una textura más cremosa que con las leches de frutos secos.*

1. Coloca el arroz, la leche y el agua en una olla, y añade las especias. Con la tapa puesta, lleva a ebullición y luego reduce el fuego, dejándolo a fuego lento durante 25 minutos o hasta que el arroz en su punto.

2. Todavía con un fuego bajo, añade la crema de coco y mézclalo bien. Añade la crema hasta alcanzar la textura deseada. Pruébalo y si lo necesitas más dulce puedes añadir xilitol o estevia. Servir templado en un bol pequeño y añadir canela por encima.

Yogur sabroso

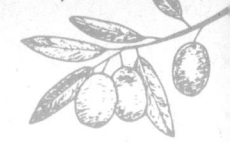

300 g de yogur de cabra, kéfir de cabra o de coco

8 tomates cherry

1 pepino pequeño

8 aceitunas negras sin hueso

¼ de cebolla roja

Hojas de albahaca o de menta

2 cucharadas de piñones *(opcional)*

2 cucharadas de aceite de oliva virgen extra

Sal y pimienta al gusto

1. Corta los tomates cherry por la mitad. Pela y corta el pepino en rodajas finas. Corta las aceitunas negras por la mitad. Pica finamente la cebolla roja. Lava y seca las hojas de albahaca o menta.

2. Divide el yogur en dos boles. Reaparte los tomates cherry, el pepino, las aceitunas y la cebolla roja en cada bol. Añade las hojas de albahaca o menta y los piñones (opcional) sobre el yogur y las verduras.

3. Rocía el aceite de oliva virgen extra sobre los ingredientes en cada bol. Sazona con sal y pimienta al gusto.

Otras opciones de desayuno

El pan integral sin gluten con aceite y tomate, o con aguacate, jamón ibérico, o huevo, puede ser incluido también en la dieta, siempre que el pan sea integral y sin gluten. En la *p. 168* te dejamos 3 recetas de pan sin gluten y sin levadura para dieta anticándida.

Leche dorada

La leche dorada es una bebida reconfortante que puedes disfrutar tanto **en el desayuno como por la noche**, antes de dormir. Su principal ingrediente es la **cúrcuma**, una especia originaria de la India, conocida por sus poderosas propiedades antiinflamatorias, antibióticas y antioxidantes. Es una de esas especias que deberíamos consumir con regularidad para cuidar nuestra salud.

Se recomienda para prevenir y combatir enfermedades como la artritis, la diabetes y el cáncer. Además, alivia dolores musculares, lubrica las articulaciones, purifica la sangre, mejora la piel, fortalece los órganos reproductivos femeninos y relaja la mente, entre otros beneficios.

Disfruta de esta bebida caliente por las noches **para relajarte antes de dormir**.

Preparación de la leche dorada

1 vaso de leche vegetal (almendra/coco/avena/arroz...)

1 cucharadita de aceite de coco o de oliva

¼ de cucharadita o más de pasta de cúrcuma

Estevia y canela *(opcional)*

1. En un cazo, junta la leche vegetal, el aceite y la pasta de cúrcuma. Calienta a fuego medio, pero sin dejar que llegue a hervir.

2. Retira del fuego y, si lo deseas, endulza con stevia y canela.

Preparación de la pasta de cúrcuma

¼ de vaso de cúrcuma
½ cucharadita de pimienta negra molida
½ vaso de agua

1. Mezcla la cúrcuma, la pimienta negra y el agua, asegurándote de mantener la proporción: dos partes de agua por una parte de cúrcuma. Hazlo con cuidado, ya que la cúrcuma puede manchar fácilmente.

2. Calienta la mezcla a fuego medio, removiendo constantemente, hasta que se forme una pasta espesa.

3. Deja enfriar y guarda la pasta en un frasco hermético en la nevera. Se conservará hasta 10 días.

Café de cardamomo

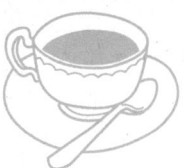

2 vainas de cardamomo
1 ración de café molido
1 cucharada de aceite de coco
¼ de cucharadita de extracto de vainilla o una pizca de proteína sabor vainilla
Estevia en polvo al gusto

1. Añade las vainas de cardamomo al café molido y prepara el café como lo haces habitualmente (en cafetera o filtro).

2. Una vez listo, bate el café preparado con el aceite de coco, la vainilla y la estevia hasta que la mezcla esté completamente homogénea.

Tentempiés

Otra dificultad que encontramos en la dieta anticándida es la falta de opciones para picar entre horas,
aperitivos o meriendas. Aunque no recomiendo comer
entre horas de forma general, estas opciones pueden
ser útiles para aquellas personas con tendencia a perder peso y que no pueden comer grandes cantidades.
Aquí tienes algunas opciones para picoteo entre horas
o aperitivos.

Aperitivo de frutos secos

6 dientes de ajo
1 cucharada de aceite de oliva
2 cucharadas de sirope de yacón
1 taza de soja remojada toda la noche
½ taza de semillas de calabaza
½ taza de nueces

1. Pela los dientes de ajo y aplástalos con una prensa
de ajos. Precalienta el horno a 200 °C. Calienta el aceite
en una sartén y saltea el ajo hasta que se dore. Mezcla
con sirope de yacón.

2. Cuela la soja, añadela a la sartén y remueve. Incorpora las semillas de calabaza y las nueces, mezclando
bien. Extiende la mezcla sobre una fuente de horno y
hornea durante 20 minutos o hasta que esté dorada.

3. Disfruta de este aperitivo como snack o como ade-
rezo para ensaladas.

Frutos secos activados

2 tazas de nueces

2 tazas de almendras crudas

¾ de cucharadita de canela molida

¾ de cucharadita de cilantro molido

¾ de cucharadita de comino molido

½ cucharadita de cúrcuma molida

1 cucharadita de sal marina *(opcional)*

1. Deja los frutos secos y las semillas en remojo durante toda la noche en agua, añadiendo sal si lo deseas.

2. A la mañana siguiente, enjuaga bien los frutos secos y mezcla con las especias (canela, cilantro, comino y cúrcuma).

3. Extiende los frutos secos en una fuente para horno.

4. Hornea a la temperatura más baja posible (65 °C o menos) durante 12 a 24 horas, removiendo ocasionalmente para que se deshidraten de manera uniforme.

5. Una vez fríos, guárdalos en la nevera o en el congelador para conservarlos en óptimas condiciones.

Barritas de frutos secos sin azúcar

½ taza de aceite de coco

¼ de taza de crema de frutos secos (almendras, avellanas o anacardos)

¼ de taza de sirope de yacón

1 cucharada de sirope de yacón

2 tazas de avena en copos (sin gluten) o copos de quinoa

½ taza de coco rallado

¼ de taza de proteína vegana en polvo

¾ de taza de nueces o almendras activadas, picadas gruesas

½ taza de semillas de girasol activadas

½ taza de semillas de calabaza activadas

⅓ taza de semillas de sésamo

1 o 2 cucharadas de semillas de chía

Una pizca de sal *(opcional)*

☙ Activar semillas y frutos secos. Remoja los frutos secos y las semillas sin tostar en un recipiente con agua abundante durante 6-12 horas. Cambia el agua 2-3 veces durante el remojo. Luego, enjuaga bien bajo el agua y cuélalos. Ya están activados y listos para consumir.

1. Precalienta el horno a 160 °C y unta con aceite de coco una bandeja para horno.

2. En una sartén a fuego bajo, mezcla bien el aceite de coco, la crema de frutos secos, el ¼ de taza de sirope de yacón y un poquito de sal (opcional).

3. Retira del fuego y añade la avena, el coco, la proteína vegana en polvo, y la mitad de los frutos secos y semillas. Combina bien y extiende la mezcla en una fuente de horno. Pon por encima el resto de frutos secos y semillas y una cucharada de sirope de yacón.

4. Hornea durante 20-30 minutos, o hasta que se doren. Deja enfriar y corta en rectángulos o cuadrados. Obtendrás unas 15 barritas.

Crackers de maíz

Ingredientes secos

2 tazas de harina de avena sin gluten (220 g)
Puedes hacerla en casa moliendo copos de avena en un procesador de alimentos o con la batidora de mano

1⅓ taza de harina de maíz (150 g)

3 cucharaditas de arrurruz

1½ cucharadita de bicarbonato sódico

2 cucharaditas de sal marina integral

Ingredientes húmedos

6 cucharadas soperas de aceite de oliva virgen extra

1 taza de yogur natural de soja o de cabra (235 ml)

2 zanahorias ralladas (alrededor de 150 g)

1 cucharadita de ajo seco molido

1 puñado de tomillo fresco

1. Precalienta el horno a 230 °C.

2. Mezcla los ingredientes secos en un bol grande.

3. Añade el aceite de oliva a la mezcla de harina y combínalos con las manos.

4. Incorpora el yogur de soja, la zanahoria rallada, el ajo y el tomillo. Mezcla con una cuchara de madera hasta obtener una masa que se pueda trabajar con las manos. Ajusta la consistencia añadiendo más yogur si está seca, o más harina si está húmeda.

5. Divide la masa en tres bolas y aplánalas sobre una superficie enharinada, procurando que queden finas para que las crackers resulten más crujientes.

6. Forma tres rectángulos del tamaño de la bandeja de horno y corta la masa en tiras largas.

7. Hornea los rectángulos en tandas sobre papel de horno durante 10 a 15 minutos, o hasta que estén crujientes. Obtendrás unas 20 porciones.

Delicia de frambuesas

⅓ de taza de frambuesas congeladas
⅓ de taza de coco rallado o coco en copos
⅓ de taza de aceite de coco
80 g de mantequilla o *ghee*
2 cucharadas de cacao en polvo
1 cucharada de xilitol

1. Pon papel de cocina en un plato hondo o en una bandeja pequeña de horno.

2. Coloca las frambuesas congeladas y el coco sobre el papel de cocina.

3. Funde el aceite de coco y la mantequilla en una sartén a fuego medio.

4. Añade el cacao en polvo y el xilitol a la mezcla, removiendo constantemente hasta que esté bien mezclado.

5. Vierte la mezcla de cacao sobre las frambuesas y el coco en el plato.

6. Mete el plato en el congelador durante 30 minutos o hasta que la mezcla esté firme.

Helado de coco y frutos del bosque

1 lata de leche de coco
Preferiblemente ecológica, solo coco y agua, sin polisorbato

½ cucharadita de extracto de vainilla

1 taza de frutos del bosque frescos o congelados

Una pizca de sal marina

¼ de cucharadita de estevia en polvo

1 cacito de colágeno en polvo *(opcional)*

Otra alternativa

2 latas de leche de coco

1 taza de arándanos (frescos o congelados)

¼ de cucharadita de estevia en polvo o sirope de yacón

1 cucharada de aceite de coco

1. Mezcla todos los ingredientes hasta obtener una mezcla suave.

2. Vierte la mezcla en un recipiente apto para congelador forrado con papel de horno o en una cubitera. Cubre con papel de horno y film transparente y congela durante 4 horas o toda la noche.

3. Una vez congelado, sácalo y deja que se descongelen un poquito. Añádelo a una batidora potente que pueda picar hielo y tritura hasta obtener una textura suave. Vierte la mezcla en un molde y vuelve a meterlo en el congelador bien tapado.

4. Sácalo del congelador un poco antes de servir para disfrutarlo en su mejor consistencia.

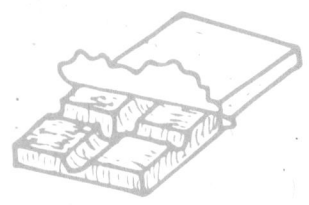

Chocolate casero

225 g de aceite de coco a temperatura ambiente

3 cucharadas de cacao en polvo sin azúcar

1 cucharadita de xilitol, sirope de yacón o canela
(opcional)

1. En un tarro de vidrio con tapa, mezcla bien todos los ingredientes hasta obtener una mezcla homogénea.

2. Guarda el tarro en la nevera.

3. Una vez que el chocolate se haya endurecido, puedes trocear la cantidad que desees con un tenedor y volver a guardarlo en la nevera.

❧ Puedes añadir frutos secos como almendras, avellanas, anacardos, nueces..., para darle un toque extra de sabor y textura.

Galletas proteicas de coco

1 ½ taza de copos de coco (sin tostar)

½ taza de semillas de girasol

½ taza de proteína vegetal sabor vainilla (por ejemplo, de arroz o de guisante)

¼ taza de sirope de flor de coco o sirope de yacón *(opcional)*

1 cucharadita de vainilla Bourbon en polvo

1 cucharadita de canela

2 cucharadas de aceite de coco

⅛ taza de agua

1. Precalienta el horno a 150 °C. Pica las semillas de girasol u otros frutos secos de tu elección con la batidora hasta que estén en trocitos pequeños.

2. Coloca todos los ingredientes en un bol y mézclalos bien. Si la mezcla queda demasiado compacta, añade un poco más de aceite de coco y agua.

3. Con una cuchara, forma las galletas colocando porciones de la mezcla en una bandeja para cookies. Aplasta cada porción hasta darle la forma de una galleta.

4. Hornea durante 15 minutos.

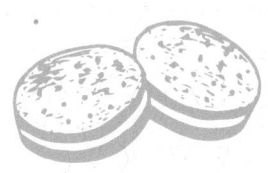

Panes sin gluten y sin levadura

Y por último ¡el pan! Quizá lo más complicado para muchos a la hora de hacer una dieta anticándida es comer sin pan… o poder hacerse un bocadillo para alguna ocasión especial. Aquí tenéis algunas ideas para panes sin gluten y sin levadura y totalmente adecuados para una dieta anticándida. Son **recetas sencillas y fáciles** de hacer incluso para aquellos que nunca han hecho pan en su vida…

Pan de zanahoria

250 g de harina de arroz integral

1 cucharadita de bicarbonato sódico o polvo de hornear

1 cucharadita de comino molido

sal y pimienta al gusto

60 ml de aceite de oliva virgen

3 huevos de corral medianos

60 ml de leche de coco o de almendras

1 zanahoria grande rallada

4 ramas de tomillo fresco (solo las hojas)

¼ taza de semillas de girasol crudas

1. Precalienta el horno a 180 °C y cubre un molde para pan con papel de hornear.

2. Ingredientes secos: en un bol grande, mezcla la harina, el bicarbonato, el comino, la sal y la pimienta al gusto.

3. **Ingredientes húmedos**: en un bol aparte, mezcla bien el aceite, los huevos, la leche y la zanahoria.

4. Añade los ingredientes húmedos a los ingredientes secos. Incorpora el tomillo y la mitad de las semillas de girasol, mezclando bien.

5. Vierte la mezcla en el molde para pan y espolvorea el resto de semillas de girasol por encima.

6. Hornea 45 minutos. Una vez cocido, deja reposar unos 5 minutos, desmolda y enfría sobre una rejilla.

7. Corta en rebanadas y congela las que no se vayan a usar inmediatamente.

Pan anticándida

> 2 tazas de quinoa (o trigo sarraceno en grano)
> ½ taza de agua
> 1 huevo
> 2 cucharaditas de bicarbonato o polvo de hornear
> ½ taza de harina de trigo sarraceno
> 1 taza de semillas de girasol
> Sal al gusto, orégano, romero, cúrcuma *(opcional)*

1. Cubre la quinoa o el trigo sarraceno en grano con agua en un bol grande y deja reposar tapado con un paño toda la noche o al menos 8 horas.

2. Precalienta el horno a 180 °C y engrasa un molde de pan para horno.

3. Cuela la quinoa y ponla en una batidora o procesador de alimentos junto con el agua y el huevo.

4. Añade el bicarbonato, la sal, la harina de trigo sarraceno y las semillas de girasol. Mezcla bien y vierte en un molde para horno.

5. Hornea durante una hora. Saca del horno y deja enfriar antes de cortar en rebanadas. Sirve tostado con mantequilla o *ghee*.

Pan paleo

100 g de semillas de calabaza
100 g de semillas de girasol
100 g de almendras
100 g de nueces
100 g de semillas de lino
100 g de semillas de sésamo
3 huevos o 250 g de sustituto de huevo
50 ml de aceite de oliva virgen
2 cucharaditas de sal (optativo)

1. Mezcla todos los ingredientes en un bol, usando las semillas enteras sin machacar. Esparce la mezcla en un molde para pan previamente engrasado con aceite de coco o mantequilla. Hornea a 160 °C durante una hora.

2. Este pan paleo es totalmente libre de cereales o harinas, alto en proteínas y grasas, y bajo en carbohidratos, con un sabor y textura que te sorprenderán. Se adapta perfectamente a la dieta anticándida.

Comidas veganas sin huevo

La dieta anticándida no tiene que ser una dieta vegana, pero sí recomiendo **incorporar varias comidas o cenas veganas a la semana** para disminuir la ingesta de proteína animal y favorecer un pH intestinal ligeramente ácido.

Arroz con almendras y guisantes

Esta es una receta muy sencilla para preparar un arroz integral sabroso.

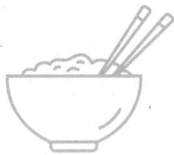

½ taza de almendras laminadas
1 taza de arroz integral redondo
2 tazas de caldo vegetal
½ taza de guisantes congelados
1 cucharada de aceite de coco

1. Precalienta el horno a 150 ºC. Introduce la bandeja con las almendras y hornea durante 5 minutos, vigilando en todo momento ya que, al estar laminadas, pueden quemarse con facilidad.

2. Mezcla el arroz y el caldo en una olla, lleva a ebullición. Baja el fuego y cocina durante 30 minutos.

3. Añade los guisantes y deja cocer otros 5 minutos.

4. Mezcla el arroz con las almendras tostadas, la sal, la pimienta y el aceite de coco.

5. Sirve con rodajas de tofu a la plancha.

Risotto de anacardos

115 g de anacardos

½ cucharadita de orégano seco y ½ de tomillo

2 zanahorias medianas

140 ml de leche de coco

1 cebolla mediana

140 ml de agua

1 diente de ajo

400 g de arroz integral cocido

1 cucharada de aceite de coco

115 g de calabacín

2 cucharadas de perejil picado

50 g de guisantes (congelados o frescos)

½ pimiento rojo

1. Tuesta con cuidado los anacardos en el horno o bajo el grill hasta que estén dorados.

2. Corta las zanahorias y la cebolla en trocitos, y pica el ajo. Rehógalos en un poco de aceite de coco hasta que se empiecen a poner blandos.

3. Trocea el calabacín y el pimiento rojo, y añádelos a la sartén junto con las hierbas y los guisantes.

4. Cuando las verduras estén prácticamente hechas, añade la leche de coco, el arroz y el agua. Mantén a fuego bajo durante 10-15 minutos o hasta conseguir una textura cremosa.

5. Sazona con pimienta negra y sal (opcional) y añade los anacardos y el perejil.

Con el arroz integral redondo se consigue un risotto más cremoso, pero también podría servir el arroz largo.

Pastel de mijo

1 puerro
2 zanahorias medianas ralladas
1 rama de apio
½ pimiento verde
½ taza de mijo
1¼ tazas de agua
3 cucharadas de crema de sésamo (tahini)
1 cucharada de semillas de sésamo
1 cucharada de aceite de coco
Una pizca de orégano
Una pizca de tomillo
Sal y pimienta al gusto

1. Coloca el mijo en una olla limpia y seca. Tuesta el mijo a fuego medio durante 1-2 minutos, removiendo constantemente, hasta que empiece a oler a tostadito. Añade el agua y lleva a ebullición. Cuando comience a hervir, baja el fuego al mínimo y cocina a fuego lento.

2. Mientras el mijo se cocina, ralla las zanahorias y el apio. Pica finamente el puerro y el pimiento verde. En una sartén, calienta una cucharada de aceite de coco a fuego medio, rehoga las verduras durante 2-3 minutos y añade una pizca de orégano y tomillo.

3. Después de 15 minutos de cocción del mijo, añade la mezcla de verduras ligeramente rehogadas a la olla. Cocina a fuego muy lento durante otros 15 minutos, asegurándote de que el mijo y las verduras se mezclen bien y el mijo esté completamente cocido.

4. Precalienta el horno a 150 °C. Esparce la mezcla de mijo y verduras en un molde de cristal. Mezcla bien con la crema de sésamo y las semillas de sésamo. Hornea durante 10-15 minutos, hasta que esté doradito.

5. Sirve el pastel de mijo caliente, acompañado de una ensalada de hojas verdes, rabanitos, tomate y semillas.

Ensalada de quinoa

1 taza de quinoa cocida
¼ de lombarda en tiras finas
1 rama de apio picada
½ pepino en daditos
4-5 tomates secos hidratados picados
50 g de semillas de calabaza
½ aguacate
Una pizca de comino en polvo
1 cucharadita de sirope de yacón
1 cucharada de aceite de oliva
Sal y pimienta negra al gusto

1. Enjuaga bien la quinoa con ayuda de un colador y déjala a remojo durante una media hora. Tira el agua de remojo y ponla en una cacerola a fuego alto, una taza de quinoa por dos de agua. Cuando hierva, baja el fuego y deja que hierva durante unos 12-15 minutos o hasta que no se vea nada de agua.

2. En un bol pequeño mezcla el aceite de oliva, el sirope de yacón, una pizca de sal y la pimienta negra. Reserva.

3. Para la ensalada, corta la lombarda en tiras finas y trocea el pepino, el apio, los tomates secos y el aguacate.

4. Mézclalo todo con la quinoa ya enfriada y aliña con la salsa reservada.

Berenjenas rellenas de quinoa

1 berenjena grande
1 cucharada de aceite de oliva
1 cucharada de aceite de coco o mantequilla *ghee*
1 cebolla roja pequeña, picada fina
2 cucharaditas de canela molida
2 cucharaditas de comino molido
1 taza de quinoa cocida
1 cucharada de hojas de menta fresca, picadas
1 cucharada de perejil fresco, picado
¼ de taza de yogur fresco natural
¼ de taza extra de yogur para servir
¼ de taza de piñones, tostados
1 taza de judías verdes
1 taza de espinacas baby
Sal y pimienta al gusto

1. Precalienta el horno a 230 °C. Cubre una bandeja con papel de horno y hornea las berenjenas, partidas por la mitad y untadas ligeramente con aceite de oliva, durante 30 minutos o hasta que estén tiernas. Retira la pulpa con una cuchara, dejando un borde de 1 centímetro, y pícala.

2. En una sartén, calienta el aceite de coco o la mantequilla *ghee*. Rehoga la cebolla hasta que se ablande y añade las especias (canela y comino). Agrega la quinoa cocida, la pulpa de berenjena picada y ¼ de taza de yogur, mezclándolo todo bien. Sazona con sal y pimienta. Retira del fuego y mezcla con la menta, el perejil y los piñones.

3. Rellena las berenjenas con la mezcla, cúbrelas con papel de aluminio y hornéalas 30 minutos más.

4. Cocina las judías verdes al vapor y sirve las berenjenas rellenas con espinacas baby, judías, ¼ de taza de yogur y hierbas frescas. Guarda cualquier relleno sobrante para la cena del día siguiente.

Verduras asadas con ensalada de quinoa

1 taza de quinoa cocida

1 remolacha cocida, rallada

1 calabacín mediano, cortado en dados

1 boniato, cortado en dados

1 cebolla roja, cortada en rodajas

1 berenjena pequeña o media, cortada en dados

2 cucharadas de aceite de coco

Sal y pimienta al gusto

½ taza de cilantro fresco picado

½ taza de hojas de menta fresca picadas

Aliño de tahini

¼ de taza de tahini

1 cucharada de aceite de oliva

El zumo de medio limón

1-2 cucharadas de agua

¼ a ½ cucharadita de cúrcuma en polvo

1. Precalienta el horno a 220 °C.

2. Coloca los vegetales en una fuente para horno, cúbrelos con el aceite y sazona con sal al gusto. Asa los vegetales durante unos 35 minutos o hasta que estén cocidos.

3. Prepara el aliño de tahini mezclando todos los ingredientes con una batidora.

4. En un bol de ensalada, mezcla la quinoa, la remolacha, los vegetales asados y las hierbas frescas.

5. Divide la mezcla en dos boles pequeños y vierte el aliño de tahini por encima.

Kasha con remolacha

1 cucharada de aceite de oliva o de coco

½ cebolla mediana, picada

2 ramas de apio, picadas

100 g de trigo sarraceno

400 ml de agua caliente

Un puñado de rábanitos rallados

200 g de remolacha

Salsa de tahini

2 cucharadas de tahini

Zumo de un limón

1 cucharadita de cúrcuma en polvo

1 cucharada de aceite de oliva virgen extra

1. Calienta el aceite en una sartén a fuego medio y rehoga la cebolla hasta que esté blanda.

2. Añade el apio y sofríe durante 2 o 3 minutos.

3. Incorpora el trigo sarraceno crudo y rehoga todo junto durante 3 minutos más.

4. Vierte el agua caliente en la sartén, baja el fuego y deja cocer a fuego lento entre 20 y 25 minutos, o hasta que el trigo sarraceno esté cocido y el agua se haya absorbido.

5. Mientras tanto, cuece las remolachas al vapor hasta que estén tiernas. Deja enfriar y corta en rodajas o trozos.

6. Mezcla el trigo sarraceno cocido con los rabanitos.

7. Salsa: mezcla el tahini con el limón, la cúrcuma y el aceite de oliva hasta obtener una consistencia homogénea.

8. Sirve el trigo sarraceno con las remolachas por encima y adereza con la salsa de tahini.

Crema de zanahoria y coco

5 zanahorias medianas, cortadas en rodajas
1 cucharada de aceite de oliva
¼ de taza de cebolla picada
Pimienta blanca y sal al gusto
½ cucharada de harina de trigo sarraceno o de coco
½ taza de caldo vegetal
¾ de taza de leche de coco
Un puñado de albahaca fresca picada
Una pizca de nuez moscada

1. Cocina las zanahorias en una olla a fuego medio hasta que estén blandas.

2. Mientras se cocinan las zanahorias, calienta el aceite en otra olla y saltea la cebolla con la pimienta y la sal hasta que la cebolla esté translúcida.

3. Añade la harina y cocina durante 2 o 3 minutos, removiendo constantemente.

4. Vierte el caldo y cocina hasta que la mezcla espese.

5. Agrega las zanahorias cocidas a la olla y bate todo bien hasta obtener una textura homogénea y suave.

6. Incorpora la leche de coco y bate nuevamente para integrar todos los ingredientes.

7. Lleva la mezcla de nuevo al fuego y añade la albahaca y la nuez moscada. Calienta ligeramente sin que llegue a hervir.

8. Acompaña la crema con arroz integral, panecillos sin gluten caseros o tofu a la plancha. También puedes servirla con crackers de maíz *(ver p. 163)*.

❧

Si no te sientan bien las legumbres, aquí tienes algunas recetas con legumbres más fáciles de digerir, como las azuki, la judía mungo (soja verde) o las lentejas rojas. Las legumbres son recomendables pues aumentan la fibra en la dieta y son una buena fuente de proteína no animal, pero si tienes SIBO es probable que no las toleres. En ese caso, podrías tomar de forma ocasional lentejas rojas o judía mungo.

Kitchari

Arroz integral

Lenteja roja o judía mungo (soja verde)

1 cebolla grande, troceada fina

2 dientes de ajo, troceados *(opcional)*

1 trozo de raíz de jengibre, picado

1 cucharadita de garam masala (especias hindúes)

1 cucharadita de cúrcuma

3 semillas de cardamomo

1 cucharadita de comino

Ghee (mantequilla clarificada) o aceite de oliva

Una pizca de pimienta

Sal

1. Pon en una olla el *ghee* o el aceite de oliva con la cebolla, el ajo (si usas), el jengibre y la sal, y cocina, removiendo, hasta que la cebolla esté tierna.

2. Cuando esté listo, añade las especias al gusto, las lentejas rojas o la judía mungo, y el agua. Hierve durante unos 15 minutos, luego añade el arroz integral y hierve de nuevo hasta que quede cocido y las lentejas o el mungo tengan una textura de puré. Prueba y ajusta la sal o las especias ¡y listo!

🌿 *Calcula aproximadamente una parte de arroz por una y media de lentejas o judía mungo. El garam masala lo encuentras en tiendas de productos multiculturales o herbolarios.*

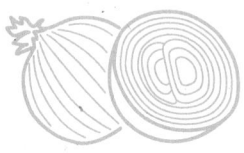

Dhaal indio

- 2 cucharadas de aceite de coco
- 1 cebolla roja, cortada en dados
- 2 ramitas de apio, en rodajas finas
- 1 pimiento verde, cortado en dados (o al gusto)
- 2 dientes de ajo, picados
- Sal y pimienta al gusto
- 1 cucharadita de comino molido
- 1 cucharadita de cilantro molido
- 1 cucharadita de jengibre fresco rallado
- 1 tomate grande, pelado y picado
- 1 taza de agua
- ½ taza de lentejas rojas
- Cilantro fresco para decorar *(opcional)*

1. Calienta el aceite de coco en una sartén a fuego medio. Sofríe la cebolla, el apio, el pimiento y el ajo, y sazona con sal y pimienta al gusto.

2. Añade el comino molido, el cilantro molido y el jengibre rallado. Saltea durante 3 minutos más, removiendo constantemente.

3. Pela el tomate, córtalo en trozos y añádelo a la sartén. Cocina hasta que el tomate se ablande y se integre con los demás ingredientes.

4. Añade el agua y las lentejas rojas a la mezcla. Deja que todo hierva suavemente y cuece durante 10 a 15 minutos, o hasta que las lentejas estén tiernas.

5. Opcionalmente, se puede servir con cilantro fresco y acompañar con un bol de arroz integral cocido para completar el plato.

Ensalada de lentejas con menta

100 g de lentejas dupuy
¼ de pimiento rojo
¼ de pimiento verde
½ cebolleta
2 ramitas de menta fresca
1 ramita de apio
½ cucharadita de garam masala
Pimienta al gusto y sal marina *(opcional)*
1 cucharada sopera de aceite de oliva virgen extra
Una pizca de orégano

1. Deja las lentejas en remojo durante al menos 2 horas antes de cocinarlas.

2. Cocina las lentejas en una olla con abundante agua y una pizca de garam masala. Cuando estén cocidas, escúrrelas y déjalas enfriar.

3. Pica en trozos pequeños la cebolleta, el apio, los pimientos y las hojas de menta.

4. En una ensaladera, mezcla las lentejas frías con las verduras picadas.

5. Aliña con sal (opcional), pimienta, aceite de oliva y una pizca de orégano. Remueve bien para que todos los ingredientes se mezclen de manera uniforme.

Hummus picante

3 tazas de garbanzos cocidos
1 taza de tahini
¼ de taza de zumo de limón
3 dientes de ajo, aplastados
½ cucharadita de pimienta blanca
Sal marina al gusto
1 cucharadita de comino en polvo
½ cucharadita de chili en láminas finas
½ cucharadita de pimienta de cayena
½ cucharadita de pimienta negra

1. En un procesador de alimentos, haz un puré con los garbanzos cocidos, el tahini y el zumo de limón hasta obtener una textura suave. Si queda muy espeso, añade agua poco a poco hasta alcanzar la consistencia deseada.

2. Añade el ajo, la pimienta blanca, la sal, el comino, el chili, la cayena y la pimienta negra. Mezcla bien para que todos los ingredientes se integren.

3. Sirve el hummus con tiras de apio, zanahoria o pimiento rojo asado.

4. Puedes acompañarlo con tortitas de maíz, ensalada de hojas verdes, pan sin gluten *(ver p. 168)* o crackers de maíz.

Comidas con carne, pescado y huevo

Estas recetas aportan **zinc y hierro**, nutrientes esenciales que ayudan a reforzar el sistema inmunológico y a mejorar nuestras defensas.

Cordero persa con especias

El día anterior, adereza la carne y pon los garbanzos en remojo.

1 kg de cordero con hueso o rosti de pavo

1 cucharadita de pimentón

1 cucharadita de comino

1 cucharadita de canela

1 cucharadita de cúrcuma en polvo

1 cucharadita de jengibre en polvo

Una pizca de estevia granulada

½ taza de garbanzos secos

½ cebolla en juliana

½ lata de tomates pelados

½ kg de zanahorias, cortadas en rodajas

½ taza de caldo o agua

1 puñado de judías verdes, cortadas por la mitad

1 cucharada de ralladura de limón

¼ taza de aceitunas sin hueso

Hojas de menta fresca para decorar

⅓ taza de almendras blancas

1. Coloca el cordero o el pavo en una olla de cocción lenta o usa una olla normal si no tienes una olla lenta.

2. Aderaza la carne con las especias y la estevia, asegurándote de que quede bien untada. Cubre y deja reposar en el refrigerador durante toda la noche.

3. Pon los garbanzos a remojar en un bol con abundante agua, también durante toda la noche.

4. Al día siguiente, enjuaga los garbanzos y añádelos a la olla junto con la cebolla, los tomates, las zanahorias y el caldo o agua. Cocina con la olla tapada hasta que los garbanzos estén tiernos.

5. Unos 40 minutos antes de servir, saca la carne, desmenúzala con un tenedor y devuélvela a la olla. Añade las judías verdes, la ralladura de limón y las aceitunas. Cocina durante 20 minutos más.

6. Sirve con hojas de menta y almendras por encima.

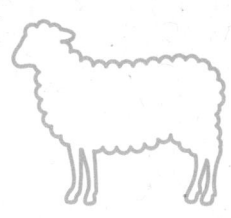

Pollo con albahaca y limón

2 pechugas de pollo
1 cucharada de aceite de oliva
1 diente de ajo machacado
1 cebolleta
60 ml de caldo de pollo o vegetal
2 cucharadas de albahaca fresca
1 cucharada de ralladura de limón
1 cucharada de mantequilla
Sal y pimienta al gusto

1. Trocea las pechugas de pollo en dados y cocínalas en una sartén con el ajo machacado y el aceite de oliva a fuego medio, hasta que el pollo esté casi hecho.

2. Corta la cebolleta en rodajas y añádela a la sartén. Cocina todo junto durante 5 a 10 minutos, o hasta que la cebolleta esté tierna.

3. Añade la albahaca fresca, la ralladura de limón, la mantequilla y sal y pimienta al gusto. Remueve bien y cocina durante un par de minutos más hasta que los sabores se mezclen.

4. Sirve el pollo con arroz integral y acompáñalo con vegetales o una ensalada.

Ensalada griega de pato

2 tazas de hojas de espinacas baby

¼ taza de aceitunas negras sin hueso

¼ cebolla roja picada

100 g de tomates cherry, cortados por la mitad

Aceite de oliva virgen

1 cucharada de zumo de limón

Sal y pimienta al gusto

3 tazas de muslo de pato asado, cortado en láminas finas

Yogur natural de cabra o de soja

1. Combina todos los ingredientes en un bol grande.

2. Mezcla bien y sirve con yogur natural de cabra o de soja y/o un bol de quinoa cocida.

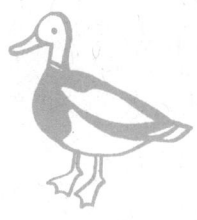

Pechuga de pato con cebolleta

1 diente de ajo
1 cm de jengibre fresco
1 cebolleta mediana
1 cucharada de aceite de oliva
2 pechugas de pato
Sal y pimienta al gusto

1. Tritura el ajo, corta el jengibre en rodajas finas y la cebolleta en dados.

2. Calienta el aceite de oliva y dora las pechugas de pato por ambos lados.

3. Añade el jengibre, el ajo y la cebolleta. Baja el fuego, cubre con una tapa y cocina hasta que estén listos (aproximadamente 15 minutos).

4. Sazona con sal y pimienta al gusto y sirve con ensalada, verduras o tabulé de brócoli *(ver p. 194)*.

Sardinas con tubérculos

1 calabaza pequeña o 2 boniatos cortados
en rodajas con la piel

2 cucharadas de aceite de oliva

8 sardinas frescas

½ cebolla roja, cortada en rodajas

2 dientes de ajo

1 limón, la mitad en gajos y la otra mitad entera

Un puñadito de tomillo fresco, orégano o romero

Cayena en copos *(picante, úsala con moderación)*

Pimienta negra y sal *(opcional)*

1. Precalienta el horno a 200 °C.

2. Coloca las rodajas de boniato o calabaza en una bandeja de horno engrasada con una cucharada de aceite de oliva. Sazona al gusto y hornea durante 20-25 minutos, hasta que estén casi tiernas.

3. Coloca las sardinas sobre los tubérculos asados y añade la cebolla, el ajo, las hierbas, la cayena, la pimienta negra, y la sal si lo deseas. Coloca los gajos de limón alrededor y exprime el jugo de la otra mitad sobre las sardinas. Rocía con la cucharada restante de aceite de oliva.

4. Asa durante 10 minutos, hasta que las sardinas estén bien cocidas.

Hamburguesas de quinoa y maíz

½ taza de granos de maíz frescos o congelados

½ taza de quinoa ya cocida

½ calabacín pequeño, rallado

Un puñado de cilantro picado

½ chili rojo, picado y sin semillas

½ cucharadita de ralladura de limón

1 cebolleta, picada

2 huevos batidos

2 cucharadas de harina de coco

Una pizca de bicarbonato

Sal y pimienta al gusto

Aceite de coco

1 taza de rúcula

¼ de aguacate en dados

1. Dora ligeramente los granos de maíz en una sartén.

2. En un bol grande, mezcla la quinoa cocida con el calabacín rallado (escúrrelo bien previamente), el cilantro, el chili o un poquito de pimienta de cayena, la ralladura de limón, la cebolleta, los huevos, la harina de coco, el bicarbonato, y salpimienta al gusto.

3. Calienta el aceite de coco en una sartén a fuego medio. Toma un cuarto de taza de la mezcla y dale forma de hamburguesa.

4. Fríe las hamburguesas en la sartén hasta que estén doradas por ambos lados.

5. Congela la mitad de las hamburguesas para usarlas más tarde. Sirve las hamburguesas restantes con rúcula y aguacate, aliñados con limón, pimienta o sal al gusto.

Huevos revueltos con vegetales

1 cucharada de mantequilla o mantequilla *ghee*

½ cebolla o puerro, picado

3 tazas de vegetales (calabacín, espárragos o guisantes)

¼ de cucharadita de comino en polvo

¼ de cucharadita de chili en polvo

Zumo de medio limón

2 tazas de vegetales de hoja verde y hierbas (kale, espinacas, perejil, albahaca, etc.)

Sal y pimienta negra al gusto

2 cucharadas de pesto

2 o 3 huevos

Aceitunas negras

1. Derrite la mantequilla en una sartén a fuego medio. Añade la cebolla o el puerro, los vegetales y el comino. Saltea durante 5 a 7 minutos hasta que los vegetales estén tiernos.

2. Añade el chili, el zumo de limón, los vegetales de hoja verde y las hierbas. Cocina hasta que las hojas estén bien hechas.

3. Sazona con sal y pimienta al gusto. Incorpora el pesto y mezcla bien con los vegetales.

4. Haz dos huecos en la mezcla de vegetales y añade los huevos. Reduce el fuego, tapa la sartén y cocina durante 5 a 7 minutos, o hasta que los huevos estén cocidos a tu gusto.

5. Sirve acompañado con las aceitunas negras.

Pizza de coliflor

Base

½ coliflor mediana

1 huevo grande

1 cucharadita de orégano

½ cucharadita de ajo en polvo

Una pizca de sal *(opcional)*

2 cucharadas de aceite de oliva

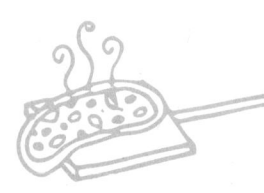

Relleno

10 aceitunas negras

4 tomates secos en trozos

3 cucharadas de salsa de tomate

½ cebolla roja en juliana

1 cucharada de albahaca fresca

½ calabacín pequeño en rodajas finas

Hojas de rúcula

1. Ralla la coliflor cruda, añade un poco de sal y deja que suelte el líquido. Cuélala bien con la ayuda de un trapo y sécala. Necesitarás una taza y media, aproximadamente media coliflor.

2. Precalienta el horno a 230 °C y pincela con aceite una fuente para pizza.

3. En un bol, mezcla todos los ingredientes de la base, reparte bien la mezcla dándole forma de pizza y añade más aceite por encima. Hornea durante 15 minutos hasta que se dore.

4. Saca la base del horno y añade por encima la salsa de tomate y los ingredientes elegidos: calabacín en rodajas finas, cebolla roja en juliana, tomates secos, aceitunas negras, albahaca y orégano.

5. Hornea otros 10 minutos más y, antes de servir, añade hojas de rúcula.

Nabos al curry

400 g de alubias blancas cocidas de bote, enjuagadas y escurridas

300 g de nabo rallado

1 taza de perejil fresco picado

Zumo y ralladura de ½ limón

2 cucharaditas de curry en polvo

1 cucharadita de cúrcuma en polvo

¼ de cucharadita de pimienta negra molida

¼ de cucharadita de sal marina

2 huevos medianos de corral

½ taza de harina de trigo sarraceno o de arroz integral

60 ml de leche de coco o de almendras

30 ml de aceite de oliva virgen extra (para freír)

1. Coloca las alubias blancas en un bol y aplástalas con un tenedor hasta formar una pasta.

2. Añade el nabo rallado, el perejil, el zumo y ralladura de limón, el curry, la cúrcuma, la pimienta, la sal, los huevos, la harina y la leche de coco. Combina bien todos los ingredientes.

3. Calienta el aceite en una sartén a fuego medio.

4. Toma un cuarto de taza de la mezcla, aplástala ligeramente y fríe durante 2 o 3 minutos de cada lado, hasta que estén doradas. Repite el proceso con el resto de la mezcla.

5. Coloca las frituras ya hechas en un contenedor y congela las que no vayas a utilizar de inmediato.

Tabulé de brócoli

½ cabeza de brócoli, picado

2 cucharadas de semillas de calabaza

¼ de taza de trigo sarraceno en grano activado

½ taza de perejil picado

½ taza de menta picada

½ cebolleta, picada

¼ de taza de mayonesa, mezclada con el zumo
   y la ralladura de medio limón

    ❧ *Para **activar el trigo sarraceno en grano**, déjalo en remojo en agua durante un mínimo de 2 horas, pero no más de 8 horas.*

1. Procesa el brócoli en un procesador de alimentos o batidora hasta que tenga la consistencia de arroz. Coloca en un bol grande y cúbrelo con agua caliente. Deja reposar de 3 a 4 minutos. Cuela y devuelve el brócoli al bol.

2. Tuesta las semillas de calabaza en una sartén a fuego medio y añádelas al brócoli junto con el resto de los ingredientes.

3. Sirve con filetes de tofu natural a la plancha o con pato. Para preparar el tofu, puedes dejarlo aliñado toda la noche con comino en polvo, pimentón dulce, ajo picado y pimienta negra molida.

Batidos

Para preparar los batidos, puedes utilizar una procesadora de alimentos o una batidora de alta potencia.

Instrucciones comunes para todos los batidos:

1. Preparación: Coloca todos los ingredientes en una procesadora de alimentos o batidora de alta potencia.

2. Mezcla: Procesa hasta obtener una mezcla homogénea.

3. Servir: Sirve inmediatamente para disfrutar de todas sus propiedades frescas y nutritivas.

Batido de coco y frutas

Este batido es ideal para el desayuno. Refrescante y alcalinizante, gracias a las enzimas de la papaya y las proteínas veganas.

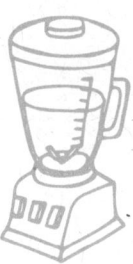

2 vasos de agua de coco
2 puñados de espinacas
1 taza de frambuesas o moras
1 cucharada de coco en trozos
1 trozo de papaya
2 cucharadas de proteína de cáñamo
o de guisante

*Las siguientes recetas son ideales tanto para el **desayuno** como para una **cena ligera** y desintoxicante.*

Mojito de aguacate

2 vasos de agua de coco

½ aguacate

2 puñados de hojas de hierbabuena

El zumo de 2 limas

Unas hojas de espinacas

Opcional: proteína de cáñamo o clorella en polvo

Gazpacho verde

2 tallos de apio, troceados

3 cm de jengibre, pelado y rallado

2 cm de raíz de cúrcuma, pelada y rallada

1 taza de espinacas baby

½ aguacate

½ pimiento (rojo, amarillo o verde), troceado

1 puñado de hojas de perejil frescas

El zumo de 1 lima

3 cucharaditas de cebolla roja picada *(opcional)*

½ cucharadita de pimienta de cayena, chili en polvo o tabasco *(opcional)*

½ cucharadita de estevia en polvo *(opcional)*

1 cucharada de semillas de chía

2 tazas de agua filtrada

½ taza de cubitos de hielo

¼ de taza de brotes *(opcional)*

Batido alcalinizante

1 pepino mediano, picado

3 hojas de kale, sin tallo

1 puñado de hojas de menta

1 puñadito de hojas de perejil

2,5 cm de jengibre, pelado y picado

1 aguacate mediano

1 taza de agua de coco

½ taza de agua

Zumo de 1 lima

1 o 2 cucharadas de semillas de chía *(opcional)*

⅓ de cucharadita de stevia *(opcional)*

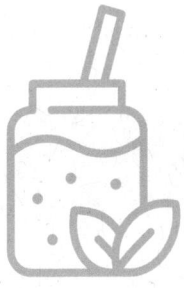

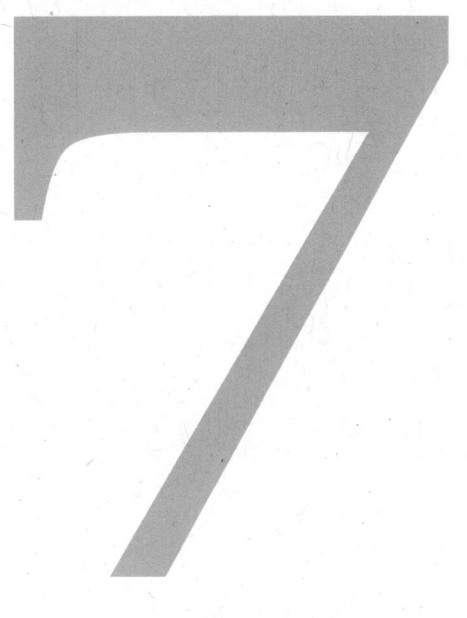

Anexos

Trucos y consejos

Para facilitar la preparación y aprovechar las sobras, hay muchas formas de reciclar alimentos y dejarlos congelados. Si cocinas ligeramente los vegetales al vapor, los dejas enfriar y luego los congelas, evitas que se estropeen en la nevera y los conservas por más tiempo, manteniendo sus propiedades nutricionales. La congelación no resta nutrientes a los alimentos. Por ejemplo, **si te sobra brócoli, boniato, zanahoria, coliflor, etc., puedes cocinarlos ligeramente al vapor y congelarlos**.

Aquí van algunos consejos:

— **Para aprovechar al máximo las sobras de vegetales** y preparar caldos de verdura, puedes crear una bolsa de sobras. Guarda las puntas de las zanahorias y cebollas, restos de hierbas frescas, hojas de apio, hojas de remolacha, pieles de patata, y otros recortes vegetales en una bolsa de congelado en el congelador. De esta manera, tendrás ingredientes listos para hacer un caldo nutritivo y sabroso en cualquier momento.

— **Para hacer pesto de manera sencilla**, guarda una bolsa de hojas verdes en el congelador. Almacena las hojas sobrantes de albahaca, menta, perejil, cilantro y otras hojas verdes oscuras. Recuerda que el pesto queda mejor si no usas más de tres tipos de hierbas u hojas diferentes.

    También puedes conservar las hierbas en una bandeja de cubitos de hielo con un chorrito de aceite de oliva virgen extra. De esta manera, tendrás porciones listas para usar en salsas o aliños cuando las necesites.

— **Si tienes leche de coco de lata que ha sobrado**, antes de que se estropee, puedes congelarla en una bandeja de cubitos de hielo. Así, tendrás porciones individuales listas para usar en salsas o batidos cuando las necesites.

— **Si te sobra pesto**, antes de que se estropee, congélalo en una bandeja de cubitos de hielo. Así, tendrás porciones individuales listas para usar en salsas o aliños cuando las necesites.

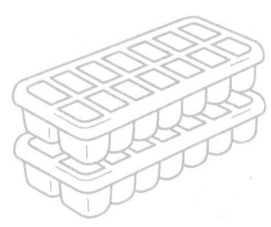

Enlaces de interés

Destiladora Vevor
https://www.vevor.es/destilador-de-agua-c_10700

—

Suplementos Sura Vitasan/Solaray/Solgar/Lamberts
https://www.naturitas.es

—

Archturus
orders@archturus.co.uk
Código de descuento EPEREA

—

Immunotec
www.immunotec.com/es-ES/improve

Immunocal
- *En este enlace tienes 10 € de descuento:*
www.immunotec.com/es-ES/improve/products/
immunocal

Immunocal Platinum
- *En este enlace tienes 10 € de descuento:*
www.immunotec.com/es-ES/improve/products/
immunocal-platinum

Asesoramiento sobre la toma de Immunocal en caso de tener otras patologías
https://t.me/+lrgosYzAgzsyMDRk

¿Cómo se prepara Immunocal?
https://www.youtube.com/watch?v=yOGhboseXJ8

—

Gel lavado íntimo
https://www.intattooveritas.com/es/inicio/5396-
red-out-bioactivecalming-foam-aloe-tattoo-
220ml-8000000137845.html

Análisis

Teletest
Análisis de Disbiosis Intestinal-Perfil Básico
Código de descuento: EPEREA
https://www.teletest.es/producto/disbiosis-intestinal-perfil-basico/

Doctors Data
www.doctorsdata.com

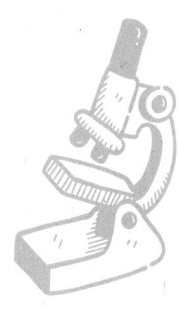

Bibliografía

Achkar, J. M., & Fries, B. C. (2010). «Candida infections of the genitourinary tract», *Clinical Microbiology Reviews*, 23(2), 253-273.

Calderone, R. A. (2002). *Candida and Candidiasis*, ASM Press.

Calderone, R. A., & Clancy, C. J. (2012). *Candida and Candidiasis*, ASM Press.

Gow, N. A., & Hube, B. (2012). *Importance of Candida albicans in human disease*, Springer.

Liu, Y., & Filler, S. G. (2011). «Candida albicans Als3, a multifunctional adhesin and invasin», Eukaryotic Cell, 10(2), 168-173.

Pappas, P. G., Kauffman, C. A., Andes, D. R., *et al.* (2016). «Clinical Practice Guideline for the Management of Candidiasis: 2016 Update by the Infectious Diseases Society of America», *Clinical Infectious Diseases*, 62(4), e1-e50.

Pfaller, M. A., & Diekema, D. J. (2007). «Epidemiology of invasive candidiasis: a persistent public health problem», *Clinical Microbiology Reviews*, 20(1), 133-163.

Ruhnke, M. (2004). «Epidemiology of Candida albicans infections and role of non-Candida-albicans yeasts», *Current Drug Targets*, 5(5), 495-504.

Sardi, J. C., Scorzoni, L., Bernardi, T., Fusco-Almeida, A. M., & Mendes Giannini, M. J. (2013). «Candida species: current epidemiology, pathogenicity, biofilm formation, natural antifungal products and new therapeutic options», *Journal of Medical Microbiology*, 62(Pt 1), 10-24.

Soll, D. R. (2002). «Candida commensalism and virulence: the evolution of phenotypic plasticity», *Acta Tropica*, 81(2), 101-110.

Soll, D. R., & Pfaller, M. A. (2001). «Molecular epidemiology of candidiasis», *Epidemiologic Reviews*, 23(2), 124-142.

Webster, C., & Del Rosso, J. Q. (2016). «A Review of Oral Candidiasis», *The Journal of Clinical and Aesthetic Dermatology*, 9(9), 40-46.

Guía definitiva a la candidiasis,
se terminó de imprimir
en enero de 2025.
Para su composición se
utilizaron las tipografías
Georgia de Matthew Carter
y Minion Pro
de Robert Slimbach.